MÉMOIRE SUR LE RAKITIS,

OU

MALADIE DE LA COLONNE VERTEBRALE,

A laquelle les Enfans sont sujets jusqu'à la pleine adolescence, avec un Examen de ses causes secondes, ainsi que de tout ce qu'on met ordinairement en usage pour en corriger les effets. En outre, l'Exposition d'un nouveau moyen des plus efficaces pour empêcher ses progrès : Ouvrage dont la connoissance est utile aux MÉDECINS, CHIRURGIENS *& à tous* CHEFS DE FAMILLE.

Par M. MAGNY, Ingénieur-Physicien, & Auteur du Mémoire qui a remporté le Prix d'Encouragement, proposé par l'Académie Royale des Sciences, pour l'année 1777.

A PARIS,
Chez MÉQUIGNON l'aîné, Libraire, rue des Cordeliers, vis-à-vis l'Eglise de Saint-Côme.

M. DCC. LXXX.

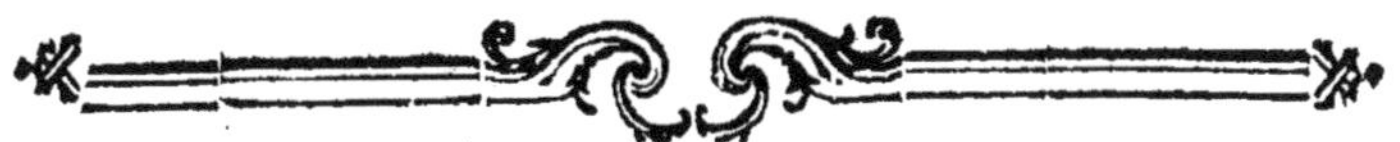

AVERTISSEMENT.

On croit devoir prévenir le Lecteur que le Mémoire qu'on lui présente aujourd'hui a été écrit en 1769, & soumis, sur la fin de la même année, à l'inspection de MM. *Roux* & *Darcet*, Docteurs-Régens de la Faculté de Médecine de Paris, ainsi qu'à celle de MM. *Morand* & *Louis*, Membres de l'Académie Royale de Chirurgie, l'Auteur n'ayant point voulu le mettre au jour sans avoir subi une censure d'amitié par de grands Maîtres de l'Art.

Si cet Ouvrage n'a point paru plutôt, ce ne sont que de pures raisons de bienséance en faveur de quelques personnes de distinction, que l'Auteur ſoignoit alors, qui en ont empêché ; joint à ce qu'il a voulu être aſsûré de leur entière guériſon avant que de les annoncer. Mais cette condeſcendance de ſa part étant tombée à la charge de nombre de perſonnes, qui, faute de connoître les ſecours qu'on peut retirer de ſa méthode, ont été privées d'un ſoulagement réel, a formé un objet de conſidération chez pluſieurs bons Citoyens, qui lui ont repréſenté la néceſſité & l'importance de faire connoître la certitude de ſes principes, tant par les bons effets qu'il en a réſulté, que ceux qu'il en réſulte journellement; ou qu'autrement, ce ſeroit priver la ſociété d'un moyen des plus précieux pour ceux qui ſont dans le cas d'y avoir recours. L'Auteur ſollicité par des motifs auſſi remplis d'humanité, s'eſt enfin déterminé à mettre au jour ſes Obſervations, ſes Réflexions, & une partie de ſes opérations ſur la maladie des Rakitiques, leſquelles forment l'ouvrage dont il eſt ici queſtion.

Comme il y a différentes opinions tant ſur les cauſes du Rakitis, que ſur le traitement de cette maladie, on ne ſera point ſurpris de voir que l'Auteur, ayant embraſſé celle de *Gliſſon*, produiſe une nouvelle manière de prouver que ce grand Maître a mieux vu, ſur ce qui ſe paſſe dans le Rakitis, que ceux même qui l'ont ſuccédé.

La première Partie de cet Ouvrage eſt employée à nous faire voir combien eſt grand le rapport des deux règnes, le végétal & l'animal ; & qu'il n'y a pas à douter que les cauſes ſecondes agiſſent de la même manière dans l'un comme dans l'autre, puiſqu'ils nous offrent tant de ſimilitude qu'on ne peut méconnoître.

Dans la ſeconde, l'Auteur combat fortement l'opinion de ceux qui ſoutiennent le ſyſtême de la molleſſe des os dans le Rakitis, ainſi que celle qui admet le virus vénérien pour cauſe de cette maladie : & il produit nombre de raiſons, ſoutenues par des expériences ſuivies, qui le déterminent à conclure que ce ſyſtême eſt entiérement faux & abuſif.

La troiſième contient une explication anatomique de la diſtribution inégale des ſucs nourriciers : on y fait voir, d'une manière très-ſimple, comment, dans le méchaniſme humain, ſe peuvent opérer tous les effets qui ſe montrent dans le Rakitis.

La quatrième renferme l'examen de pluſieurs moyens employés par différens Maîtres de l'Art, & fait voir les inconvéniens qu'il en réſulte, & le peu de ſuccès qu'on peut s'en promettre. On y expoſe un nouveau Corps élaſtique, ou moyen efficace pour corriger les premiers effets du Rakitis, & empêcher ſes progrès: on y démontre clairement comment ce Corps peut agir & produire de ſi grands effets, ſans gêner aucun des organes, ni bleſſer aucunement le ſujet; bien au contraire, car, après quelques jours d'uſage, on les voit comme renaître, & jouir d'une ſanté des plus parfaites. Nombre de cures y ſont rapportées, tant celles qui ont été faites ſous les yeux de pluſieurs Maîtres de l'Art, que d'autres qui l'ont été en particulier.

Cette quatrième Partie contient auſſi une réponſe aux obſervations critiques de M. *Roux*, Auteur du Journal de Médecine, le ſeul des quatre Cenſeurs cités ci-deſſus, à qui ces différens endroits n'ont point convenu, parce qu'ils combattent le ſyſtême de la molleſſe des os, dont il étoit zélé Partiſan.

Dans le tems que ce Mémoire fut écrit, il n'avoit encore paru aucun Ouvrage nouveau ſur le Rakitis; c'eſt ce qui fait que l'Auteur exhorte, ſur la fin de la troiſième Partie, quelque grand Maître à travailler d'après ſon ébauche,

ébauche, en faveur de l'humanité, & de traiter cette matière dans toute l'étendue dont elle eſt ſuſceptible. Mais il ne ſavoit pas qu'environ deux ans après avoir fait ſon Mémoire, & ſix ans environ avant de le mettre au jour, il paroîtroit un Traité complet ſur le Rakitis, par M. *Le Vacher* de *La Feutrie*, Docteur-Régent de la Faculté de Médecine de Paris, dans lequel on trouve des moyens méchaniques, pour la curation de cette maladie. Ce Traité très-méthodique & d'un ſtyle élevé, prouve bien que ſon Auteur eſt l'homme que notre *Diogene* cherchoit : en effet, il eſt à remarquer que ces deux Auteurs contemporains combattent le ſyſtême de la molleſſe des os dans le Rakitis ſimple : tous deux rejettent l'opinion de ceux qui veulent que le Rakitis provienne d'un virus vénérien : tous deux reconnoissent qu'il n'y a d'autres ressources pour la guérison de cette maladie, que les remèdes extérieurs tirés des méchaniques. Mais, s'ils sont d'accord sur le fonds de cette maladie, & du traitement qu'elle exige, ils different beaucoup dans leurs théories comme dans les moyens qu'ils emploient, quoique visant tous deux au même but.

Tout ce que nous en pouvons dire, c'est que l'Ouvrage de M. *Le Vacher* est des plus doctement traités ; & que celui-ci est la production d'un Artiste, qui, bien loin d'avoir affecté les termes de l'Art les plus recherchés, a mieux aimé s'en tenir à des expressions simples, afin d'être entendu de tous lecteurs, parce qu'en effet l'objet intéresse tout le genre humain.

Quant aux différens moyens dont ſe ſervent les deux Auteurs, nous ne voulons point prévenir le Lecteur ſur cet article : &, en ſuppoſant vrais tous les ſuccès cités dans le Traité de M. *Le Vacher*, nous laiſſons la liberté du choix aux perſonnes que ces différens moyens peuvent intéreſſer.

On trouvera à la fin de la quatrième Partie de ce Mémoire, quelques obſervations au ſujet des doutes que porte M. *Le Vacher* ſur l'efficacité du nouveau Corps élaſtique : c'eſt ce que l'auteur a cru devoir faire pour juſtifier le jugement qu'en a porté M. *Roux*, dans ſa thèſe ſoutenue aux Ecoles de Médecine en 1762.

Cette dernière Partie du Mémoire ſe termine par l'Expoſé des conditions qui ſont à remplir par celui qui veut exercer la Médecine méchanique : l'on y fait voir que si cette classe médicale donne si peu de succès dans ses opérations, c'est qu'elle est souvent très-mal administrée, vu la trop grande distance qu'il y a ordinairement entre le Médecin & le Méchanicien.

Comme plusieurs des Lecteurs pourroient ne pas trouver assez d'intérêt dans les seconde & troisième Parties de ce Mémoire, en ce qu'elles renferment quelques endroits un peu abstraits, ils pourront passer de la première à la quatrième, qui est le résultat de tout l'Ouvrage.

MÉMOIRE SUR LE RAKITIS, OU MALADIE DE LA COLONNE VERTEBRALE.

AVANT-PROPOS.

ENTRE toutes les maladies qui affectent les humains, il en est une qu'on nomme Rakitis, à laquelle le commun des hommes fait peu d'attention, & qu'en général on ne considère peut-être pas autant qu'on le devroit; quoiqu'elle produise de très-funestes effets dans les enfans du plus bas âge, & qu'on lui voit causer nombre de difformités dans les adultes ; dont plufieurs en reffentent tant d'infirmités, qu'on pourroit croire qu'ils ne refpirent que pour combattre entre la vie & la mort, à laquelle plufieurs fuccombent dans un âge peu avancé.

Si parmi ceux qui échapent aux premiers ravages de cette maladie, il s'en montre fous les apparences d'une bonne fanté, ce ne font ordinairement que ceux chez qui la nature a mis en réferve certaines reffources, en les réduifant à la claffe des gibofités régulières (1), dont l'efpèce, quoique des plus apparentes, eft néanmoins, dans plufieurs cas, la moins dangereufe pour la vie de ceux qui en font affectés, malgré qu'elle ne les difpenfent pas de quelques incommodités qui en font ordinairement la fuite.

Je ne rapporterai point ici toutes les fortes de gibofités que peut produire le Rakitis, ni toutes les différentes opinions des Auteurs fur la caufe & l'origine de ce genre de maladie ; cette partie n'étant pas directement

(1) J'appelle gibofité régulière la forme fous laquelle on nous repréfente un Polichinel.

mon objet, je m'en tiendrai à l'opinion la plus probable, comme à celle qui s'accorde le plus avec mes obſervations, & je réfuterai celles qui me paroiſſent les plus contraires au vrai cours de la nature.

Je me bornerai donc ſimplement aux giboſités qui ſont venues à ma connoiſſance, par les perſonnes que j'ai ſoignées, & celles que je continue de ſoigner; perſuadé que les lumières qui nous ſont journellement produites par nombre d'expériences, toujours ſuivies d'heureux ſuccès, peuvent très-bien nous fournir les moyens néceſſaires à pouvoir établir une exacte théorie ſur cette matière; d'autant plus que les effets qui réſultent de nos procédés portent avec eux le caractère de l'évidence: c'eſt ce que je tâcherai de prouver dans le courant de ce Mémoire, que je diviſerai en quatre Parties.

Dans la première je déduirai les raiſons qui m'ont tenu lieu de principes, pour établir un moyen sûr d'empêcher les déſordres que peut cauſer le Rakitis.

Dans la ſeconde je réfuterai quelques endroits du ſyſtême fondé ſur la molleſſe des os, & je produirai des expériences qui prouvent que cette molleſſe n'exiſte point dans le Rakitis ſimple, ou lorſqu'il eſt ſeul.

Dans la troiſième je tirerai des conſéquences des propres effets de la nature, & de ceux qui lui ſont impropres ou forcés, pour en conclure la plus probable, & celle qui me paroît la plus conforme au vrai procédé de la nature.

Dans la quatrième je prouverai l'inſuffiſance des moyens qu'on met ordinairement en œuvre, & je ferai mention d'un nouveau corps élaſtique, ainſi que de l'efficacité de ſon effet. Je rapporterai auſſi pluſieurs faits ſuivis de guériſon, qui, pour n'être pas directement dans le genre du Rakitis, n'en ſont pas moins intéreſſans, & également ſoumis à la Médecine méchanique.

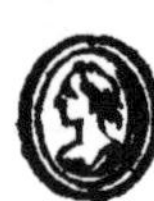

PREMIÈRE PARTIE,

Ou exposé des raisons qui peuvent tenir lieu de principe.

QUOIQUE la nature soit certaine dans ses principes & invariable dans l'ordre établi pour tous les êtres, nous ne laissons pas cependant de la voir assez souvent se dévier dans plusieurs de ses productions. Aucun des trois règnes n'est exempt de ressentir quelques effets de ces sortes d'écarts, qui ne sont produits, à la vérité, que par des causes accidentèles ; car si ces mêmes causes, toujours étrangères à son dessein, ne la dérangeoient dans ses opérations, elle porteroit infailliblement chaque individu à son terme, ou vrai point de perfection.

Comme le règne végétal & celui dans lequel nous sommes, sont ceux où ces sortes de déviations se rendent plus sensibles, & que par l'analogie qui subsiste entre ces deux règnes, la nature nous fait voir qu'en général elle y use des mêmes procédés, nous pouvons donc conséquemment regarder l'homme physique comme plante sensitive, & en conclure une loi commune. D'où il suit, que si certains traitemens qu'on fait aux plantes leur sont avantageux, la même loi peut très-bien nous guider dans nos propres besoins, & fournir la règle de nos opérations.

Sur ce principe de fait constant, que les végétaux & les animaux ont un très-grand rapport entre eux, il suit naturellement cette question, sur-tout dans le cas présent: *Les végétaux sont-ils affectés des mêmes maladies que les animaux?*

Il est très-certain qu'il y a des maladies communes aux deux règnes, & à qui on ne peut refuser les mêmes dénominations, puisqu'elles produisent les mêmes effets; & que, sans en déterminer le nombre, on ne peut révoquer en doute, que le Rakitis ne soit une de celles qui affectent le plus les végétaux, & qu'en conséquence, on peut l'appeller à juste titre, *la maladie universelle & commune des deux règnes.*

Pour nous convaincre de cette vérité, jettons les yeux ſur l'agriculture des plantes, & particuliérement ſur la pépinière, nous y verrons le ſage cultivateur préparer ſa terre avec précaution ; extraire les ſemences des différens fruits qu'il a choiſi avec une ſcrupuleuſe attention, & les mettre dans la terre qu'il a préparée ſuivant l'art; après quoi il abandonne le tout à la nature, en lui laiſſant le ſoin de les faire germer, pouſſer & croître, juſqu'à l'état de maturité.

Mais avant que ces plantes aient atteint ce terme de maturité, à combien d'accidens ne ſont-elles pas aſſujetties ? En les diviſant par claſſes, on trouvera que celles de la première, après être ſorties de terre ſous une très-belle forme & apparence, ſe deſſèchent & prennent un air de langueur; & malgré tous les ſoins méthodiques que le ſoigneux cultivateur peut prendre pour les ſauver du danger évident dans lequel elles ſe trouvent, une grande partie échapent à ſa vigilance, & périſſent.

Celles de la ſeconde claſſe ſe préſentent

ſous le plus bel aſpect & pleines de vigueur juſqu'à un certain âge, & enſuite elles ſe corrompent & deviennent viciées de pluſieurs manières ; les unes par différentes tumeurs, & les autres par des giboſités de toutes eſpèces.

Celles de la troiſième claſſe ſont les plus favoriſées de la nature ; n'étant affectées d'aucune infirmité, elles croiſſent & jouiſſent de toute la pureté & plénitude des ſucs nourriciers, en qui réſide l'eſprit ſéminal végétatif ; & comme aucun accident ne forme oppoſition au libre cours de la nature, elle leur donne eſſentiellement la forme la plus parfaite.

Cette troiſième claſſe n'occupe point, ou que très-peu, le zélé cultivateur, parce que la nature s'eſt, pour ainſi dire, chargée de tous. Mais la première & la ſeconde attirent toute ſon attention, & exigent toutes les reſſources de ſon génie & de ſon induſtrie. Il fume les premières, il les arroſe avec des eaux préparées, & dans un tems convenable il les tranſplante de la première terre dans une autre qu'il croit plus propre à pouvoir les remettre en vigueur ; il emploie enfin tous ſes moyens, qui quelquefois lui réuſſiſſent, mais pas toujours.

La ſeconde claſſe demande un traitement fort différent ; les remèdes employés aux premières ne ſont point d'uſage ni convenables aux ſecondes.

Celles-ci ne manquent point de ſucs nourriciers ; mais la diſtribution s'en fait mal, & ſouvent fort irréguliérement, ſe portant ſur les parties d'un des côtés avec trop d'abondance, & ſur les parties oppoſées avec trop peu d'activité ; c'eſt ce défaut qui produit les giboſités que nous leur voyons.

Que fait l'ingénieux cultivateur dans ce dernier cas ? Il leur met des tuteurs convenablement ſitués, leſquels s'oppoſent à leurs défauts ; ce qui doit être fait avec une telle dextérité & diſcrétion, que de la force oppoſante à la force oppoſée, il naiſſe un certain effet répulſif, lequel étant prudemment ménagé, ne manque pas de produire le redreſſement & la guériſon.

En ſuivant ce court expoſé ſur la nature des végétaux, & ſachant d'ailleurs ce qui arrive à l'égard des animaux, il n'eſt guère poſſible de douter de la grande conformité qui exiſte entre les parties reſpectives de ces deux règnes, ſur-tout dans la diſtribution des ſucs nourriciers ; ce qui pourroit ſe prouver d'une manière plus étendue, en élévant nos idées vers les principes primitifs; mais ce n'eſt point ici le lieu.

Je dis donc, & le fait me paroît inconteſtable, que les cauſes ſecondes agiſſent dans les végétaux comme dans les animaux ; & que le Rakitis eſt une maladie auſſi déterminée dans l'un comme dans l'autre règne : voilà mon principe, & celui de qui nous pouvons tirer des conſéquences utiles.

En réfléchiſſant ſur tout ce qui vient d'être dit, on apperçoit aiſément l'application qu'on en peut faire. On voit que la première claſſe eſt entiérement analogue aux jeunes plantes humaines, lorſqu'elles deviennent vivement affectées du Rakitis dans les premières années qui ſuivent leur naiſſance ; & qu'il eſt aſſez rare, dans le cas où le mal eſt fortement invétéré, que tous les ſoins du ſage Médecin puiſſent en détruire la cauſe & en empêcher les effets ; quoique ce ſoit là le tems le plus favorable pour le traitement de cette maladie.

On voit auſſi que la ſeconde claſſe regarde les enfans qui ont atteint l'âge depuis huit ans juſqu'à dix-huit & vingt, ſans jamais avoir montré la moindre affection de Rakitiſme, & qu'ayant toujours joui d'une ſanté parfaite depuis leur naiſſance, commencent à ſe dévier à ces différens âges, & ſouvent ſans qu'on apperçoive en eux aucune maladie ſenſible, ni autres ſymptômes que ceux du Rakitis naiſſant.

La troiſième claſſe eſt en ſimilitude avec les perſonnes qui, étant bien conſtituées, n'ont nullement beſoin des ſecours de l'art.

La ſeconde claſſe eſt donc celle qui fixe le plus notre attention, & qui fait l'un des principaux objets de ce Mémoire.

C'eſt celle dont le mal peut ſe dire incurable à tous les remèdes connus juſqu'à préſent, & à laquelle je me ſuis le plus particuliérement appliqué, regardant ceux qui en font partie comme entiérement dépourvus des ſecours néceſſaires, malgré que ce ſoit celle ſur laquelle on a le plus travaillé pour trouver des moyens propres à réduire les imperfections de la taille de ceux qui ſont affectés de cette maladie.

Il eſt très-certain, puiſque l'expérience le confirme, qu'à ces différens âges renfermés dans cette ſeconde claſſe, il n'y a pas lieu d'eſpérer qu'aucun des remèdes galéniques adminiſtrés intérieurement, puiſſent opérer de guériſon, parce que la nature ayant pris par un cours irrégulier des formes imparfaites, elle ne peut les réduire par ſes propres agens ; & quand on auroit un remède auſſi décidé pour cette maladie que le plus excellent fébrifuge peut l'être pour la fièvre, je ſuis perſuadé qu'il ne produiroit pas la guériſon de tous ceux qui ſont compris dans cette claſſe, ſans être aidés par un agent extérieur ; au moins ce cas ſeroit-il problématique. Mais c'eſt un fait qu'il n'y a encore aucun remède connu qui ait cette propriété ; c'eſt pour cette raiſon qu'on a toujours recouru aux moyens extérieurs. Ainſi, tel on agit dans la ſeconde claſſe des végétaux, tel on doit agir dans celle-ci ; les mêmes effets ſe produiſant dans l'une comme dans l'autre, les cauſes qui les produiſent doivent être auſſi les mêmes. Or je conclus ſur ce que j'ai déja dit, & je le répète, que dans les deux règnes, le plus grand nombre des ſujets de cette claſſe ne manquent pas ordinairement de ſucs nourriciers, mais que la diſtribution s'en fait mal & à différens degrés d'inégalité ; que ces mêmes ſucs nourriciers ſe portant ſur les parties d'un des côtés du ſujet avec plus d'abondance, & ſur les parties oppoſées avec trop peu d'activité, deviennent cauſe productrice des giboſités de pluſieurs degrés & de différente eſpèce, proportionnellement au déſordre plus ou moins grand qui règne dans leur diſtribution.

J'en étois là lorſque M. *Ramonet*,

Chirurgien des Armées du Roi ; dont je ne peux trop louer le zèle qui l'anime pour sa profession, me procura plusieurs excellens Ouvrages sur l'Art de Chirurgie. Mon dessein étoit pour lors de ne donner que mes expériences & mes observations dans l'ordre qu'elles se sont présentées successivement, & de remettre à un autre tems un détail plus circonstancié sur mes raisons de principe. Mais je fus agréablement surpris de voir une partie de mon Ouvrage déja faite dans l'excellent Traité des Maladies des Os, par M. *Petit*, dont la mémoire & les Ouvrages ne cesseront de faire honneur à la Chirurgie. Je me fixai particuliérement à la savante Théorie qu'on y trouve sur la cause & les effets du Rakitis, où cette matière est discutée avec beaucoup de sagacité & une pénétration digne du génie de son Auteur. Les causes premières & les causes secondes y sont observées de près & pleinement détaillées. Mais sans prétendre critiquer l'Ouvrage d'un Auteur aussi estimable, qu'il me soit permis d'objecter ſur quelques endroits de ſon Ouvrage qui regardent les cauſes ſecondes, leſquels s'accordent peu avec mes obſervations & mes expériences.

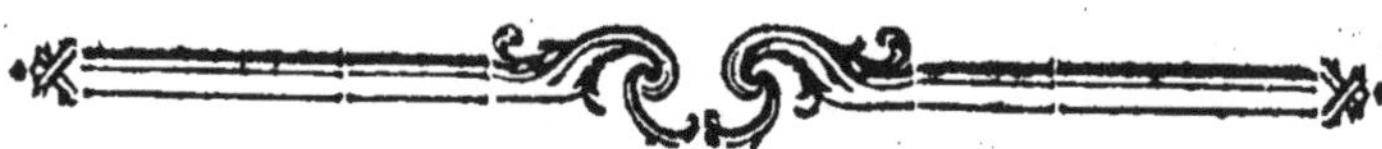

SECONDE PARTIE,

CONCERNANT la réfutation de quelques endroits du ſyſtême fondé ſur la molleſſe des os dans le Rakitis.

VOICI ce que dit M. *Petit* dans ſon Traité des Maladies des Os, page 521, édition de 1738. » Toutes les maladies » n'ont que deux ſortes de cauſes, dont » les unes ſont en nous, & les autres ſont » au dehors, &c. Cela étant, nous devons » rechercher les cauſes de toutes nos ma- » ladies dans le mauvais uſage de quelques- » unes de ces choſes, que les Anciens ont » nommées choſes non-naturelles.

» Pour parvenir au deſſein que je me » ſuis propoſé, je dis, 1.° que leur mauvais » uſage altère les humeurs; 2.° que les hu- » meurs altérées d'une certaine manière » produiſent la molleſſe dans les os; 3.° que » cette molleſſe empêche la diſtribution

» régulière

» régulière des esprits dans certaines par-
» ties, par le désordre qu'elle produit dans
» l'épine; 4.° que les esprits animaux, inter-
» rompus dans leur distribution, donnent
» occasion à la maigreur des parties molles,
» où les nerfs qui les portent vont aboutir;
» 5.° que la mollesse des os, & la com-
» pression des nerfs, sont des causes occa-
» sionnelles de leur courbure, & de tous
» les autres phénomènes «.

Viennent ensuite les causes primitives, dont cet Auteur en reconnoît cinq aux enfans : savoir; les régions & climats différens, les dents, les vers, le vice du lait & des autres alimens, & le changement de nourriture au sévrage. Ces cinq causes y sont amplement détaillées avec toutes les circonstances qui en dépendent.

Je ne peux assurément qu'applaudir aux excellentes raisons que M. *Petit* nous donne sur les causes premières du Rakitis; mais quant aux causes secondes, je ne peux convenir de tout ce qu'en dit ce grand Artiste.

Entre celles qui me paroiſſent ſouffrir quelque difficulté, les premières ſont au n.° 5, qui dit : *Que la molleſſe des os & la compreſſion des nerfs, ſont des cauſes occaſionnelles de leurs courbures, & autres phénomènes.*

En prenant les choſes dans le propre ſens de M. *Petit*, je ne peuxa dmettre cette opinion dans toute ſon étendue, parce que je trouve qu'il y a plus que de l'incertitude dans ces deux états ; celui de la molleſſe des os, & celui de la compreſſion des nerfs. Je demande, à l'égard des os, de quelle eſpèce & à quel degré on entend cette molleſſe ? Eſt-elle produite après une concrétion déja priſe à un terme quelconque, ou ſi les parties molles ont reſté ainſi faute de pouvoir être portées au degré de concrétion ordinaire ? Il ſeroit néceſſaire, ce ſemble, que M. *Petit* nous eût éclairci cette difficulté, ou qu'on ne puiſſe la former ſur le ſyſtême qu'il ſoutient ; car ce point me paroît des plus importans pour la théorie.

Quant à la compreſſion des nerfs, ſi elle eſt cauſe occaſionnelle, je ne crois pas que ce ſoit dans le ſens, ni tel que ce ſavant Artiſte le prétend , comme il ſera prouvé après avoir rapporté les principaux endroits de ce ſyſtême, dont M. *Petit* n'eſt pas le ſeul partiſan.

A la page 537, pour rendre raiſon de la courbure des os dans la chartre, M. *Petit* fait mention du ſyſtême de *Gliſſon*, habile Médecin Anglois, lequel prétend : » que
» cette courbure arrive par la même raiſon
» qu'un épi de bled ſe courbe du côté du
» ſoleil, ou qu'une planche, du papier
» un livre, & autres choſes ſemblables,
» ſe courbent du côté du feu, parce que
» le ſoleil ou le feu enlèvent quelques-
» unes des parties humides qui ſe rencontrent
» dans les pores de la ſurface expoſée au ſoleil
» ou au feu, & pouſſe les autres dans la ſur-
» face oppoſée ; ce qui fait, à l'égard de ces
» ſurfaces, ce que feroient pluſieurs coins
» de bois que l'on mettroit dans les ſépara-
» tions des pierres qui compoſent une co-
» lonne ; car ſi tous ces coins étoient du

» même côté, le pilier ou la colonne se » courberoit du côté opposé ».

Voulant faire l'application de cet exemple à la courbue des os, il dit : » qu'ils se » courbent lorsque la nourriture se porte » en plus grande abondance d'un côté que » d'autre, parce qu'un côté venant à s'enfler » & à croître considérablement, oblige la » surface opposée à se courber; c'est pour » cette raison que le même Auteur ordonne » de frotter le côté courbé d'huile péné- » trante & de linge chaud, pour rappeller » la nourriture dans cette partie, & faire » entrer dans ses pores des particules nour- » ricières pour allonger ses fibres, à l'aide » des bandages & des attelles qu'il veut » qu'on applique aux côtés opposés à la » courbure.

» Ce systême de *Glisson*, dit M. *Petit*, » souffre plusieurs difficultés qui ont été » réfutées tant de fois, qu'il me suffira de » dire, qu'il pourroit passer pour vraisem- » blable, si l'on connoissoit quelque cause » qui pût produire une distribution inégale

» de la nourriture dans quelques os, & si » les os ne se courboient pas du côté où » ils semblent qu'ils dussent recevoir plus de » nourriture. En effet, dit-il, les jambes se » courbent en dehors; & , suivant ce que dit » *Glisson*, elles devroient se jetter en dedans.

M. *Petit* rapporte le systême de *Mayou*, qui est tout différent & plus conforme au sien. Cet Auteur prétend que dans cette maladie », les cordes tendineuses & les muscles sont desséchés & racourcis faute de » nourriture, pendant que les os loin de » diminuer augmentent; d'où il arrive qu'ils » se courbent de même qu'une corde qui » est attachée aux extrémités du tronc d'un » jeune arbre l'oblige à se courber, puisque » cette corde ne peut prêter quand l'arbre » croît & fait effort pour s'allonger “.

Il y a de très-fortes objections contre ce systême, dont M. *Petit* prend la défense, comme étant celui qu'il adopte au préjudice de celui de *Glisson*, qu'il dit avoir été réfuté tant de fois.

Comme je n'ai point connoissance de

toutes les réfutations qui ont été faites de ce ſyſtême, je m'en tiens à celle que M. *Petit* nous rapporte, qui problablement doit être la plus forte de toutes.

La première raiſon qu'on allègue contre l'opinion de *Gliſſon*, eſt de dire qu'on ne connoît point de cauſe qui puiſſe produire une diſtribution inégale de nourriture dans quelques os. Mais ne pourroit-on pas demander ſi nous connoiſſons beaucoup mieux celle qui produit une diſtribution inégale dans les muſcles & autres parties nerveuſes ? On eſt très-convaincu, & les effets le prouvent, de la diſtribution inégale de la nourriture dans les os comme dans les muſcles ; mais je crois que nous ignorons le plus fin du *quomodo ;* & c'eſt-là le grand point de difficulté qui ne me paroît pas encore bien éclairci.

Nous ſavons en général que toutes les parties qui conſtituent l'édifice animal, reçoivent chacune la nourriture qui leur eſt propre & convenablement préparée pour chaque genre, dans l'admirable laboratoire qui eſt en nous, & que notre arché moteur en fait une diſtribution proportionnée pour chaque ſorte de claſſe ; d'où il ſuit que le genre oſſeux reçoit la part des ſucs nourriciers qui lui eſt deſtinée & préparée, auſſi bien que les autres parties, à moins qu'il n'y ait accidentellement quelque cauſe étrangère au propre deſſein de la nature ; ce qui peut certainement arriver pour les os comme pour les muſcles.

Il y a bien de l'apparence que ceux qui s'oppoſent à l'opinion de *Gliſſon*, regardent la formation des os comme un amas de ſucs ou matières qui s'accumulent & ſe congèlent de la même façon que celles qui forment certaines congélations ; mais je crois qu'il y auroit erreur de la regarder ainſi ; car ſi on les ſoumet à l'examen du microſcope, on trouvera dans leur ſuperficie une grande quantité de petits vaiſſeaux, parmi leſquels il s'en trouve quelques-uns de plus grands ; ceux-ci étant à la ſurface des os, paroiſſent enveloppés d'une membrane ou d'une ſubſtance oſſeuſe fort tranſparente. On trouve dans leur intérieur une ſubſtance cellulaire, composée de longues particules unies intimément, & celles-ci ſont composées d'un nombre conſidérable de petits vaiſſaux, dont quelques-uns coulent ſelon la longueur de l'os, & les autres prennent leur courſe vers les côtés des particules oſſeuſes; &, malgré le grand nombre de leurs ouvertures, ils ſont forts durs & ſont placés les uns parallélement & les autres perpendiculairement à la longueur de l'os.

Une double preuve de ce que les os ont leurs vaiſſeaux, ſe voit par une expérience de M. *Leeuwenhoëk*, „ lequel a trouvé „ dans un petit morceau de l'os de la jambe „ quatre ou cinq vaiſſeaux, dont les ouvertures étoient aſſez grandes pour y faire „ paſſer une ſoie; chacune paroiſſoit avoir „ une valvule diſpoſée de manière qu'elle „ laiſſoit ſortir tout ce qui étoit contenu „ dans ce vaiſſeau; mais qu'elle n'y laiſſoit „ rien entrer de ce côté-là" (1). Pour

(1) Tranſactions Philoſophiques, nombre 366.

terminer cet article ſur la configuration des parties de l'os, il ne me paroît pas inutile de rapporter ici ce qu'en dit le Docteur *Grewe*.

„ On pourroit peut-être imaginer, dit „ cet Auteur, que les os, ou au moins „ quelques-uns parmi eux, ſont durs au „ commencement, comme les ſels & autres „ corps qui ſe cryſtaliſent ſont auſſi durs „ au premier inſtant de leur formation „ qu'ils le paroiſſent lorſqu'ils ſe ſont cryſ- „ taliſés ; mais il eſt ſi évident que tous les „ os ſont tendres au commencement, qu'il „ y a tout lieu de croire, ſelon moi, qu'ils „ ne ſont originairement qu'un amas de „ vraies fibres, ou *vaiſſeaux fibreux*, ſem- „ blables aux autres qui ſont dans le corps ; „ ces fibres ſe durciſſent & deviennent „ des os, de la même manière que les „ vaiſſeaux intérieurs d'une plante ſe dur- „ ciſſent avec le tems & deviennent du „ bois ; & comme dans une plante il y a „ des additions ſucceſſives d'anneaux ou de „ tuyaux ligneux, qui ſortent des vaiſ- „ ſeaux, ainſi dans un animal il paroît

„ évident qu'il se fait successivement des
„ additions aux os, & qu'elles sont tirées
„ des *parties fibreuses* des muscles, sur-tout
„ de ces parties les plus blanches qui vont
„ en travers & qui forment le tissu de
„ chaque muscle ; en sorte que comme
„ dans l'écorce d'une plante une partie
„ des vaisseaux sont conduits successive-
„ ment en dehors vers l'écorce, & une
„ autre partie en dedans vers la sève, &
„ deviennent ensuite du bois dur : ainsi, dans
„ la chair d'un animal, une partie des fibres
„ blanches transversales est conduite suc-
„ cessivement à la peau (qui en est prin-
„ cipalement composée), & l'autre inté-
„ rieurement, faisant toujours un nouveau
„ périoste l'un après l'autre, comme les
„ plus anciennes deviennent autant de
„ nouvelles additions aux os " (1).

Je crois qu'il est assez prouvé, par ce qui vient d'être cité, que les os ont leurs

---

(1) *Grewe*, Curiosités du Collége de Gresham, page 6.

vaiſſeaux propres pour la diſtribution de leurs ſucs nourriciers, & qu'en conſéquence cette nourriture peut être auſſi bien interrompue dans ſon cours à l'égard des différentes parties des os, comme elle le peut être à l'égard des muſcles ; ce qui détruit entiérement l'objection faite, en citant l'inconnoiſſance d'une diſtribution inégale de la nourriture dans quelques os.

La ſeconde objection ſe fait ſur ce que, ſuivant *Gliſſon*, la courbure des os doit ſe faire du côté oppoſé à celui où il ſemble qu'ils duſſent recevoir plus de nourriture ; & qu'en effet, dit M. *Petit*, les jambes ſe courbent en dehors ; &, ſuivant *Gliſſon*, elles devroient ſe jetter en dedans.

Il eſt à remarquer que les termes de courber en dehors & jetter en dedans, employés à la fin de cette dernière période, ont ſouvent la même ſignification, ſuivant la manière dont s'exprime M. *Petit* dans ſon Traité : il y a cependant apparence que ſon intention a été de faire trouver ces deux termes en oppoſition ; mais tel qu'en ſoit le ſens, voici la réponſe à cette objection.

J'ai toujours remarqué que la nature ne ſuit aucune règle connue, lorſqu'elle eſt une fois dans cette eſpèce de déſordre; & quoique la courbure des jambes la plus ordinaire ne ſoit pas celle dont parle ici M. *Petit* (ce qu'il eſt bon d'obſerver), & qu'au contraire la plus commune eſt celle dont le creux de la courbure eſt en arrière & le bombé en devant, cela ne fait pas une loi; car j'en vois ſouvent qui ſont courbées en devant, le bombé en arrière: j'en ai auſſi vu de courbées en dedans, le bombé en dehors: j'en ai encore vu de courbées en dehors, le bombé en dedans. Voilà donc des courbures des quatre côtés, outre une cinquième eſpèce que je connois encore, qui eſt celle des deux jambes en forme de guillemets; que peut là contre l'objection faite à l'opinion de *Gliſſon*?

Au ſyſtême de *Mayou*, M. *Petit* y joint la molleſſe des os, qui fait la baſe, pour ainſi dire, de celui qu'il ſoutient; mais la contraction des muſcles peut être regardée comme la ſeconde aſſiſe de l'ouvrage, ſans laquelle, ſuivant cette opinion, les plus grands déſordres que cauſe cette maladie dans la charpente de l'édifice humain, n'arriveroient pas.

Pour ſuivre M. *Petit* dans toutes les ingénieuſes raiſons & le détail ſuivi qu'il donne pour ſoutenir ce ſyſtême, il faudroit s'étendre beaucoup plus que les bornes d'un Mémoire ne le permettent. Cet habile Artiſte connoiſſoit très-bien les loix des méchaniques, on ne peut en douter lorſqu'on lit ſon Traité; auſſi s'en eſt-il ſervi pour tâcher de convaincre ſon Lecteur dans toute la partie ſyſtêmatique de ſon Ouvrage: mais je penſe qu'il en a fait uſage dans quelques cas ſuppoſés, comme on le verra dans le diſcours ſuivant, au ſujet de la contraction des muſcles; c'eſt pour cette raiſon que je crois devoir mettre ſous les yeux l'endroit qui en fait mention.

A la page 544 & ſuivantes, M. *Petit*, après avoir répondu à des objections faites

ſur ſon ſyſtême, nous dit : „ Quoi
„ qu'il en ſoit, on ne peut nier que la
„ courbure des os ne dépende de la con-
„ traction des muſcles ; mais j'ajouterai
„ que ſans leur molleſſe, ils ne pourroient
„ ſe courber, que la peſanteur du corps
„ & de la tête y contribuent, & particu-
„ liérement la courbure naturelle qui ſe
„ trouve à tous les os : ainſi j'admets quatre
„ cauſes de la courbure des os des rikais ;
„ ſavoir, leur molleſſe, la contraction des
„ muſcles, la peſanteur de la tête & du
„ corps, & leur courbure naturelle. " A quoi on peut ajouter les circonſtances ſuivantes, qu'on trouve répandues dans le reſte de l'Ouvrage, & dont on peut conclure relativement à ce ſyſtême : *Que, dans cette maladie, les muſcles ſe deſſéchent, & que dans l'état de maigreur, les tendons, ainſi que toutes les parties nerveuſes, ſe raccourciſſent ; que certains os, par leur diſpoſition ou courbure naturelle, ſont tirés par les muſcles en contraction ; & que, par la molleſſe des os, qui fait ici l'office de cauſe principale,*

ils deviennent plus courbés qu'ils ne doivent être ſelon le cours ordinaire de la nature : le reſte, comme la peſanteur de la tête & du corps, la compreſſion des nerfs, peuvent être regardés à titre de cauſes occaſionnelles. Voilà en général tout ce qui conſtitue le ſyſtême de Mayou *& de M.* Petit.

J'ai déja prouvé, en faveur de l'opinion de *Gliſſon*, que les os étant ſuſceptibles de recevoir leur nourriture, que conſéquemment une partie de cette nourriture peut auſſi leur être interceptée en certains cas, ſoit en plus, ſoit en moins, telle en ſoit la cauſe.

Il faut encore prouver que la contraction des muſcles ne peut produire les effets tels qu'on le prétend par le ſyſtême de *Mayou*, ſans inconvéniens remarquables.

Je dis donc que de tels effets ne peuvent ſe produire, vu que la contraction des muſcles ne peut s'opérer ſans que leurs parties tendineuſes ne produiſent quelqu'effet ſur les parties nerveuſes ; car les tendons tenant aux parties muſculaires, les muſculaires tiennent à leur tour aux nerfs ; lesquels étant raccourcis, peuvent être tiraillés par les différentes contractions des muscles, & produire des obstacles très-douloureux à la liberté de la contraction & de la réaction ; c'est cependant ce qu'on ne voit pas. Mais il est bon de remarquer que tous les nerfs sont incapables de diminution sur leur longueur, malgré leur desséchement ; c'est de quoi l'on sera convaincu, si on fait attention qu'ils ne sont nullement élastiques ; ce que j'ose avancer d'après l'expérience que j'en ai faite. Mais comme mon autorité sur cet article pourroit ne point paroître de grand poids, voici celle d'un Auteur que je crois irrécusable.

Le Docteur *Alexandre Stuart*, découvrit, en 1711, contre l'opinion de tous les Auteurs précédens, que les nerfs ne sont point élastiques, & le prouva par l'expérience suivante.

„ On attacha un morceau de fil retors „ d'environ quatre pouces de longueur, „ parallélement au nerf, à l'artère & la „ veine

„ veine de l'intérieur de la cuisse d'un corps „ humain ; on lia le tout ensemble en haut „ & en bas. Aussi-tôt qu'ils furent coupés „ du corps, on les mit sur une planche ; „ on vit que l'artère & la veine s'étoient „ raccourcis également, & avoient perdu „ le quart de la longueur qu'elles avoient „ dans le corps avant que d'être coupées ; „ mais le nerf continua d'avoir la même „ longueur avec le fil qu'il avoit dans le „ corps " (1).

D'après de telles expériences, je ne vois pas qu'on puisse beaucoup insister sur les effets produits par la contraction des muscles, puisqu'ils ne peuvent s'opérer qu'en raison du prétendu raccourcissement, tant des parties nerveuses que de celles des tendons, causé par la maigreur & le dessèchement des muscles. Je dis plus, que si un tel raccourcissement existoit, il seroit impossible de ne pas s'appercevoir des

(1) *Voyez* Stuart, Leçons sur le mouvement musculaire, l'an 1738, page 3.

ſymptômes violens qu'il cauſeroit infailli-dlement, & qu'ils ne manqueroient pas de ſe manifeſter : car aux termes de ce ſyſtême, les os augmentent conſidérablement pendant que les parties nerveuſes & muſculaires diminuent & ſe raccourciſſent. Ces deux effets, ſi diamétralement opposés, ne pourroient aſſurément pas s'opérer en même tems dans un ſujet, ſans lui cauſer des douleurs, ou continuelles ou momentanées, toutes des plus inſupportables (1).

Par ce qui vient d'être cité, joint à nos obſervations, je crois qu'on a droit d'en conclure, que la contraction, ainſi que la compreſſion des muſcles, n'opèrent point la courbure des os.

Examinons préſentement les effets qu'on nous dit être produits par la molleſſe des os.

---

(1) Ayant démontré que la contraction des muſcles n'opère point aux effets du Rakitis, il eſt également prouvé que la compreſſion en peut encore moins produire.

Comme M. *Petit* n'a point déterminé, par aucune comparaison, le degré de molleſſe dont il eſt queſtion dans ce ſyſtême, il me paroît néceſſaire d'obſerver ceux que la nature produit à différens âges, afin de voir s'il s'en trouve un tel que l'exige ſon opinion; car je n'ai jamais pu l'appercevoir dans le cours de toutes mes expériences. Ce n'eſt pas que je prétende que les os aient toute la dureté dans le bas âge qu'ils doivent avoir dans un âge plus avancé; mais je ne vois point le degré de molleſſe tel qu'il le faudroit pour ſatisfaire à ce ſyſtême.

Pour avoir une idée nette ſur cet objet, il faut néceſſairement faire une diſtinction des différens états dans leſquels ſe trouvent les os ſuivant leur âge, depuis ceux du fœtus juſqu'au terme de leur pleine concrétion & parfaite maturité, qui n'arrive que vers les vingt-cinq ans.

En ſuivant donc ce que les Anatomiſtes nous apprennent ſur cette matière, on trouve, que dans un fœtus d'un mois, les os y ſont déja articulés & formés ; que leur conſiſtance eſt égale à celle du beure, ou d'un fromage caillé.

Dans un des deux mois, les os ſont cartilagineux, avec des parties qui ont déja une conſiſtance oſſeuſe, qu'on voit ſenſiblement différer des cartilagineuſes.

Dans un enfant à terme, ou nouveau-né, tous les milieux des grands os ſont formés, & dans un tel état de concrétion, qu'il n'y en a aucun qui ne puiſſe ſe caſſer par un effort ou porte-à-faux, à la réſerve des parties qui avoiſinent les extrémités, qui ſont encore cartilagineuſes.

A dix-huit mois, l'oſſification eſt beaucoup plus étendue, & ne laiſſe plus que les parties des extrémités ou articles des cartilagineuſes, ainſi que la ſéparation de la mâchoire inférieure, les os du ſternum, la tête des os femurs, & les trochanters qui ſont épyphiſes & mols, la rotule des genoux, &c.

A l'âge de deux ans, les premieres dents molaires ſe déclarent au nombre de quatre.

A ſept ans, il paroît encore quatre autres dents ; les cartilages des os du ſternum ſont oſſifiés, à la réſerve de celui qui reſte pour la jonction des deux pièces.

A douze ou quatorze ans, les ſéſamoïdes, qui, de cartilagineux qu'ils ſont dans l'enfance, s'oſſifient vers cet âge ; & dans le même tems paroiſſent auſſi quatre nouvelles dents molaires.

A vingt ans ou aux environs, le cartilage qui joint les os innominés s'oſſifie ; & c'eſt auſſi le tems aſſez ordinaire des quatre dernières dents, qu'on nomme vulgairement *dents de ſageſſe*.

Il réſulte de cette marche de l'oſſification, que l'âge de vingt-cinq ans paroît être le temps de la pleine maturité des os, ainſi que de toutes les autres parties ; & qu'à cet âge on ne doit plus faire de tentative pour le redreſſement d'aucuns des os, la nature étant pour lors à ſon dernier point d'extenſion, n'a plus rien à produire dans ce genre ; mais il lui reſte ſimplement à l'entretenir.

J'expoſe ici ce détail des différens degrés de l'oſſification, 1.° parce que la connoiſſance en eſt des plus importantes à l'Artiſte, & qu'elle doit le régler pour l'adminiſtration des remèdes tirés des méchaniques.

2.° Elle nous fait voir que depuis la naiſſance juſqu'à l'adoleſcence complette, on ne trouve point dans les os ce degré de molleſſe conditionnel & ſi néceſſaire au ſyſtême de M. *Petit.*

C'eſt un fait conſtant, que preſque tous les Rakitis ne naiſſent point Rakitis, ou il y en a peu ; ils viennent au monde auſſi bien conſtitués que ceux qui n'en ont jamais été affectés. Il faut donc que l'amolliſſement prétendu des os n'arrive qu'après la naiſſance ; voyons ſi nous l'appercevrons par l'examen ſuivant.

C'eſt ordinairement vers l'âge d'un an ou dix-huit mois, que les premiers ſymptômes du Rakitis commencent à ſe manifeſter, & continuent de s'accroître juſqu'à quatre ou cinq ans, tems où cette maladie eſt des plus dangereuſes par ſes progrès, &

qui ſouvent ne l'eſt pas moins vers les ſept ans par le dénoûment qui arrive quelquefois dans ce tems-là aux ſujets qui peuvent y parvenir, ou par le noûment abſolu ; car ſi le dénoûment n'arrive point à ce terme, il eſt très-rare que par la ſuite la nature puiſſe d'elle-même détruire les effets de ſon déſordre.

C'eſt donc depuis l'âge de dix à douze mois, juſque vers les cinq ans, qu'on peut traiter cette maladie par les remèdes intérieurs ; car à ſept ans tout le mal eſt fait dans les ſujets attaqués de cette maladie dès le plus bas âge, & ſouvent à faire dans la plupart de ceux qu'on voit journellement, & qui font l'objet de la ſeconde claſſe dont j'ai parlé (1).

Quand cette maladie ne commence qu'à ſix ou ſept ans, l'expérience nous fait voir, que ni la nature, ni les remèdes pris

(1) De tous ceux que j'ai ſoignés juſqu'à préſent, dans le cas d'épine déviée, les premiers ſymptômes ne ſe ſont point manifeſtés avant ſept à huit ans.

intérieurement, n'ont plus l'action néceſſaire pour la guérir, & que leurs facultés ſont inſuffiſantes.

Il y a bien de l'apparence que M. *Petit* n'a pris en conſidération que les enfans du premier âge, lorſqu'il a fondé ſon ſyſtême ſur la molleſſe des os, vu que c'eſt-là le tems qu'on a recours aux remèdes ordinaires. Mais, quel que ſoit l'examen qu'il a pû faire ſur les ſujets qui lui ſont tombés entre les mains, il paroît certain qu'il n'a jamais vu ce degré de molleſſe convenable à ce ſyſtême, ſi ce n'eſt aux extrémités des os qui ſont encore cartilagineuſes dans le premier âge, leſquelles reſtent ainſi plus long-tems que d'ordinaire, dans le cas de Rakitiſme, par l'abondance des ſucs nourriciers qui ſe portent là plus qu'ailleurs.

Par la deſcription que fait M. *Petit* de tout ce qui caractériſe le Rakitis, il eſt croyable qu'il a ouvert quelques ſujets qui ont péri de cette maladie, car il détaille, avec beaucoup d'exactitude, l'état & la diſpoſition de toutes les parties intérieures.

Mais, quant à la molleſſe des os, elle ne me paroît citée par-tout ſon Ouvrage, que comme une choſe d'opinion, & dont on cherche l'appui dans toutes les raiſons qui paroiſſent la favoriſer.

Il auroit été cependant bien facile à ce grand Artiſte de faire quelqu'expérience ſur les os des ſujets qu'il a ouverts, & de nous faire connoître, par quelque moyen de comparaiſon, à peu-près le degré ou l'eſpèce de molleſſe qu'il auroit trouvé, tel qu'il a ſu le faire pour les autres cas dans quelques endroits de ſon Traité d'Opérations ; mais comme il ne l'a pas fait pour le Rakitis, on a tout lieu de ne prendre cette qualification que pour conjecturale.

Suivant l'emploi que fait M. *Petit* de cette molleſſe des os, il faut néceſſairement ſuppoſer la matière de ceux des Rakitis d'une conſiſtance égale à celle de la cire vierge, qui de sèche & caſſante qu'elle eſt en hiver, eſt très-ployable en été. Quoiqu'une cauſe qui ſeroit capable d'amollir les os, & celle de l'amolliſſement de la cire ſoient fort différentes l'une de l'autre, il n'en réſulteroit pas moins le même effet, lorſqu'une puiſſance agiroit ſur l'une ou ſur l'autre des parties ſoumiſes, en les ſuppoſant en égalité de conſiſtance : de-là, ſi les os des Rakitis étoient au degré de molleſſe telle qu'eſt la cire vierge en été, & que cette molleſſe fût commune à tous les os, voici ce qu'il en réſulteroit. Premiérement, une grande partie des effets cités par M. *Petit* ne manqueroient pas d'arriver, & encore plus, car les os des jambes, quoique doubles, portant tout le poids du corps, ploieroient toujours juſqu'à ce qu'ils trouvaſſent un arrêt, lequel ne pourroit ſe rencontrer que lorſque les deux extrémités, tant du *tibia* que du *péroné*, viendroient preſque à ſe toucher; c'eſt ce qu'on ne voit jamais.

Secondement, les os femurs prendroient une courbure différente de celle que M. *Petit* leur détermine, parce que le col qui eſt entre la tête de cet os & les trochanters, eſt dans une ſituation à faire changer la première diſpoſition par la preſſion du poids des parties ſupérieures, ce qui forceroit ces deux os à ſe courber en dedans & ſe voûter en dehors ; au lieu que ſuivant M. *Petit*, ils ſe courbent en arrière & ſe voûtent en avant.

Troiſiémement, toutes les parties de l'épine ſe courberoient en raiſon du poids des parties ſupérieures, ce qui formeroit des giboſités fort différentes de celles qu'on voit ordinairement : 1.° dans les giboſités régulières, le plein de la boſſe dorſale formeroit un arc, dont le milieu ſeroit vers les dernières vertèbres de ce nom & la première des lombes ; au lieu qu'il ſe trouve ordinairement en forme de pain de ſucre vers la ſixième ou ſeptième vertèbre dorſale. 2.° Tout le ſternum ſe voûteroit en avant, & produiroit la giboſité antérieure en forme de ventre de carpe ; en cela bien différente de celle qu'on voit ordinairement en ſommet de pain de ſucre évaſé par ſa baſe. 3.° Toutes les vertèbres des lombes, particuliérement celles qui ſe trouvent dans la direction perpendiculaire, ſe trouveroient très-évaſées de toutes parts & fort applaties par le poids des parties ſupérieures du tronc ; c'eſt cependant ce qu'on ne voit point arriver, ſinon du côté concave de la courbure.

Enfin, ſi une telle molleſſe exiſtoit dans toute l'étendue des os, je dis qu'on trouveroit, en examinant toutes les parties du corps en général, ſuivant les loix de la ſtatique, que quelques unes commenceroient par prendre des formes telles que l'a dit M. *Petit ;* mais qu'elles n'en reſteroient pas où elles ſe terminent ordinairement, & que la plus grande partie en prendroient de fort différentes ; & en outre, des variétés à proportion des circonſtances du tems & de l'âge du ſujet affecté.

Pour ſe convaincre que la nature n'agit pas en tous ſuivant l'opinion de M. *Petit*, je ne veux que les deux remarques ſuivantes. La première eſt de faire attention, que dans le bas âge, la plupart des nourrices entourent les enfans avec des bandes qui leur renferment les bras le long des côtes, tel que je l'ai vu faire ; on trouvera que cette pernicieuſe manœuvre ne contribue pas pour peu à leur applâtir la courbure naturelle des côtes ; ce qui diffère beaucoup de la raiſon qu'en donne M. *Petit.* La ſeconde eſt, qu'à ce même âge, les jambes & les cuiſſes des enfans ſe courbent ſouvent avant qu'on ait commencé à les faire marcher, malgré qu'ils ſoient preſque toujours couchés ou auſſis ſur les bras des nourrices, & non debout ; ce qui prouve bien que ni la molleſſe des os, ni le poids du corps ne produiſent point cette courbure.

Il y auroit trop à dire s'il falloit citer toutes les différentes conformations qui naîtroient de cette molleſſe ; car je tiens pour aſſuré qu'elles nè ſeroient pas à beaucoup près ſemblables à celles qu'on voit ordinairement. Mais comme l'opinion qui admet cette molleſſe ne paroît fondée que ſur des conjectures, & qu'il y a des expériences qui prouvent contre, je crois que le moins qu'on puiſſe faire eſt de la révoquer en doute.

J'ai déja fait voir que cette mollesse ne peut avoir lieu dans le cas du Rakitis simple, & que celle qui se trouve existante dans les articles ou extrémités des grands os aux enfans du plus bas âge, ne peut produire tous les effets qu'on prétend expliquer par ce systême, vu que le milieu des grands os ne sont point mols au degré nécessaire à pouvoir produire tous les effets qu'on voit naître du Rakitis; c'est ce que j'acheverai de prouver après avoir exposé quelques endroits d'une savante Thèse de *Quæstio Medico Chirurgica*, soutenue aux Ecoles de Médecine de Paris, le 18 Mars 1762, par M. *Roux*, aujourd'hui Docteur-Régent.

Entre les excellentes choses contenues dans cette Thèse, l'Auteur rapporte, d'après M. du Vernay, » que les os des Rakitis » sont tendres, leur superficie raboteuse, » leur substance poreuse de telle manière » que par la pression il en sort une humeur » sanguine. Enfin, la couleur des os est » cendrée; ils sont plus légers & plus cas- » sans qu'ils n'ont coutume d'être à cet

» âge ; ils ſont même remplis d'une plus » grande quantité de moëlle «.

Cet Auteur paſſe enſuite à l'examen des cauſes ; & après avoir déterminé la nature du ſuc nourricier, dit ainſi : » Nous pouvons » conclure, qu'il ſe déprave, & que la » nutrition eſt bleſſée toutes les fois que » les principes, dont il doit être formé, » ne ſont pas combinés avec la proportion » requiſe ; ce qui arrive lorſque le principe » aqueux prédomine : alors ce ſuc trop » fluide n'aura pas la tenacité convenable » pour s'attacher aux parties qu'il doit nour- » rir ; ce qui les rendra foibles & débiles, » la fermentation des ſucs animaux lan- » guira, leur compoſition ſera viciée, il » ne s'engendrera pas une ſuffiſante quan- » tité d'alkalis volatils pour abſorber le ſel » acide ; ce ſel attaquera les parties ter- » reſtres, les diſſoudra & les rendra fluides. » Comme elles ne pourront que très-diffi- » cilement ſe débarraſſer de ce ſel deſtruc- » teur, le ſuc oſſeux perdra de ſa terreſtréité » & ne formera que des os trop mols.

» Il arrive quelquefois que l'acide des
» humeurs eſt ſi grande que cet acide attaque
» & diſſout les parties terreſtres des os,
» comme le célèbre Docteur *Hériſſant* l'a
» démontré ; & c'eſt de-là que ſont venus
» ces os mols, dont nous avons pluſieurs
» exemples dans les Ouvrages des Méde-
» cins. Les cauſes éloignés du Rakitis, &
» les remèdes qui le guériſſent, prouvent
» que la choſe ſe paſſe ainſi ; & ils mettent
» la cauſe de cette maladie au rang des
» choſes inconnues «.

Dans l'explication que donne cet Auteur des effets du Rakitis, il paroît favoriſer le ſyſtême de la molleſſe des os : c'eſt vraiſemblablement ce qu'il a cru devoir faire par des égards ; outre que l'examen des différens ſyſtêmes n'a point été ſon objet. Il s'eſt plus attaché aux remèdes qu'on peut tirer des méchaniques qu'à tout autre, tel qu'il le déclare lui-même, perſuadé par ſa propre expérience qu'à un certain âge les remèdes ordinaires, pris intérieurement, ſont inſuffiſans. C'eſt ce qui lui a fait prendre en en confidération les difformités extérieures qui furviennent ordinairement aux rikais, & de nous donner en conféquence un examen oftéologique, tant fur un fujet bien conftitué que fur un autre dont l'épine fe dévie, & dans le cas où elle feroit déviée : Cet article eft très-important pour l'application des remèdes méchaniques.

Je crois pouvoir affurer fans rifque, que cet examen profond, & des plus exacts, joint à l'analyfe chymique, qui fait fi bien connoître en quoi confiftent les parties du fuc offeux, rendent cette Thèfe des plus intéreffantes pour ceux qui voudront s'appliquer à fuivre la maladie du Rakitis, & qui chercheront les moyens d'y remédier ; elle nous ouvre un champ qui ne demande qu'à être cultivé.

Si je rapporte ici quelques fragmens de cette Thèfe, c'eft parce qu'elle a un rapport direct au préfent Mémoire, & qu'elle nous fait voir, d'après M. du *Vernay*, qu'entre toutes les différentes qualités que peuvent avoir les os des rikais, ils font reconnus pour être tendres & caſſans ; que ce dernier état ſeul eſt très-ſuffiſant pour nous prouver que tous les effets que le Rakitis produit ſur le milieu des grands os, ſont abſolument impoſſibles par une molleſſe de cette nature ; car, qu'eſt-ce qu'un corps tendre & caſſant, ſinon un corps qui ne peut ployer ſans ſe rompre ? Une telle molleſſe eſt-elle en état de ſe prêter au gré de la contraction des muſcles, jointe à celui de la peſanteur du corps, ſans que les os des parties inférieures, plutôt que de ployer, ne courent les riſques d'être fracturés par leur trop grande fragilité ? C'eſt aſſurément ce qu'on auroit droit d'attendre par les efforts continuels & l'agitation de cette peſanteur, aidée d'un ſurcroît de force produite par l'effet de cette contraction, s'il étoit vrai que ces forces réunies duſſent & puſſent produire quelqu'action ſenſible ſur les os des parties inférieures.

Quelle eſt donc cette eſpèce de molleſſe ſi utile au ſyſtême de M. *Petit* ? Car celle qui nous eſt citée dans cette Thèſe n'eſt certainement pas celle en queſtion, puiſque les parties qui en ſont affectées ne peuvent ployer ſans ſe rompre ; ce qui ſera encore prouvé par des expériences qui me ſont particulières.

A la page 545, pour expliquer la courbure de chaque os en particulier, M. *Petit* nous dit : » que l'épine ſe courbe, parce que » les vertèbres ſont molles, &c. ; que la » tête, qui étant fort groſſe dans les rikais, » pèſe conſidérablement ſur l'épine, qui, » n'ayant point de ſolidité, eſt obligée de » plier comme feroit un pilier de plomb » ſur lequel ſeroit appuyée une maſſe trop » peſante, &c. «

Voilà la ſeule matière de comparaiſon qu'on puiſſe trouver dans le chapitre du Rakitis ; mais il eſt facile de voir que le plomb n'a certainement pas toutes les qualités requiſes pour ſatisfaire à l'idée qu'on peut ſe former ſur la molleſſe des os des rikais, d'après ce qu'en dit M. du *Vernay*.

La molleſſe requiſe pour ce ſyſtême n'eſt pas non plus celle des os carnifiés ; car M. *Petit* s'en explique, page 418, en diſant :

» Je ne veux pas ſeulement dire qu'ils » peuvent s'amollir comme on le voit dans » le Rakitis, & comme il eſt rapporté » dans les Mémoires, Journaux & Traités » particuliers au ſujet des maladies des os; » je veux dire que les os peuvent acquérir » la même molleſſe que la chair, &c. «

On ne peut aſſurément rien de mieux déterminé que cette dernière molleſſe. Il nous ſeroit ſatisfaiſant ſi M. *Petit* nous eût auſſi bien déterminé celle qu'il dit qu'on voit dans le Rakitis, nous en aurions une idée diſtincte qui nous diſpenſeroit de chercher à la deviner par des comparaiſons. Enfin, quelle que ſoit cette molleſſe, je ne vois pas que ce ſoit celle de la cire ni du plomb; ces deux matières ſont trop éloignées de celle des os des rikais, tel que l'expérience le prouve.

Je ne vois rien de plus reſſemblant aux os poreux des rikais que la sèche & la ponce, tant par la conformité de leurs filamens que par la conſiſtance de leurs parties; ce ſont des corps tendres, caſſans,

& non élaſtiques. De plus, ces deux matières ont des qualités communes avec les os calcinés, & ſont toutes ſemblables après avoir ſubi cet examen; & ſi l'on en croit le Docteur *Pott*, elles ſont les mêmes, à la différence près du gluten (1). Il eſt donc très-viſible que ni les os des rikais, ni ces dernières matières qui leur ſont toutes ſemblables, n'ont point le caractère de molleſſe propre au ſyſtême de M. *Petit* : donc cette molleſſe requiſe n'exiſte pas.

Si je donne tant d'étendue à la recherche des matières capables d'entrer dans un juſte degré de comparaiſon avec les os des rikais, ce n'eſt que pour mettre ſous les yeux, celles qui leur ſont les plus analogues & qui peuvent mieux les caractériſer, afin de faire voir que tout ce qui leur reſſemble le plus, ne peut, ainſi qu'eux, ſatisfaire à l'opinion de M. *Petit*, outre qu'il peut y,

(1) C'eſt de quoi l'on peut ſe convaincre par l'inſpection des os des rikais, qu'on voit au Cabinet du Roi.

avoir nombre de perſonnes qui ne ſont point à portée de voir par eux-mêmes ce que ſont ces os dans leur eſpèce, laquelle doit être diſtinguée de celle des os cariés par des cauſes locales.

J'ai diſſéqué deux animaux rikais, dont l'un étoit du genre volatil, & l'autre quadrupède. Le volatil avoit les grands os ſemblables à la sèche, & le quadrupède les avoit en partie ſemblables à la ponce. En preſſant ces os récemment diſſéqués, ceux qui étoient naturellement creux fléchiſſoient un peu ſous les doigts, en faiſant un certain effort; mais lorſqu'on vouloit les faire fléchir ſuivant leur longueur, ils ſe caſſoient au moindre changement de leur direction naturelle.

Ces dernières expériences n'ont pas peu contribué à me perſuader que la molleſſe des os des rikais n'eſt nullement propre à ſe laiſſer vaincre par la contraction des muſcles. Je dis plus, que les os des parties inférieures ne pourroient ſe courber par le poids des parties ſupérieures, ſans que la moindre obéissance de leur part ne fisse naître infailliblement la fracture.

Cependant, quel que soit le mauvais état des os des Rakitis, on ne voit jamais arriver ces sortes d'effets, à moins que ce ne soit par des causes du dehors ou accidentelles.

J'ai vu un jeune manœuvre de quinze à seize ans, occupé aux travaux publics, lequel avoit les jambes & les cuisses des plus diformes, dont les charges qu'il portoit auroient effrayé tous les gens capables de sentir le danger des porte-à-faux, si l'expérience ne les eût rassurés, & fait voir que ces sortes de jambes ne cassent ni ne ploient par tous ces efforts ; car l'ayant mesuré devant & après un exercice aussi pénible, il s'est trouvé n'avoir aucunement changé ni de forme, ni de hauteur.

Si on m'objecte que cet âge est trop proche de la pleine maturité des os, pour que la mollesse puisse encore donner des marques de son existence, voici une expérience qui prouve qu'elle ne se montre pas mieux à un âge moins avancé.

On a ſurchargé de quinze à ſeize livres un enfant d'environ huit ans, des plus contrefaits par les jambes; il a été meſuré avant & après un exercice de trois quarts d'heure, & a été trouvé de même hauteur qu'avant la ſurcharge & l'exercice.

Nous pouvons donc conclure, d'après tout ce qui vient d'être expoſé dans le courant de cette ſeconde partie, & ſpécialement d'après nos dernières expériences:

1.° Que malgré le plus grand déſordre que peut cauſer le Rakitis ſur les os des ſujets qui en ſont affectés, & le plus mauvais état dans lequel ces os puiſſent être, qu'il leur reſte toujours aſſez de force & de conſiſtance pour ſupporter les efforts de la peſanteur du corps & ceux de la contraction des muſcles, ſans que ces forces réunies puiſſent les faire ni fléchir, ni fracturer.

2.° Que la molleſſe des os, telle qu'il la faudroit pour ſatisfaire au ſyſtême de M. *Petit*, n'exiſte point dans le Rakitis ſimple.

3.° Que la contraction des muſcles

n'opère point l'effet de la courbure des os contre nature.

4°. Que la peſanteur des parties ſupérieures du corps ne fait tout au plus que favoriſer la cauſe, quelle qu'elle ſoit, de la courbure de l'épine & celle des os des parties inférieures; mais qu'elle ne peut ni ne doit être regardée comme cauſe dans le ſens, ni telle que le veut M. *Petit*; d'où il réſulte que la première cauſe ſeconde & productrice de la courbure des os contre nature, n'eſt certainement pas celle qu'il leur attribue.

5.° Qu'il eſt une autre cauſe qui nous paroît plus ſimple, plus conforme au procédé de la nature, & conſéquemment plus véritable; c'eſt ce qui ſera prouvé dans la partie ſuivante.

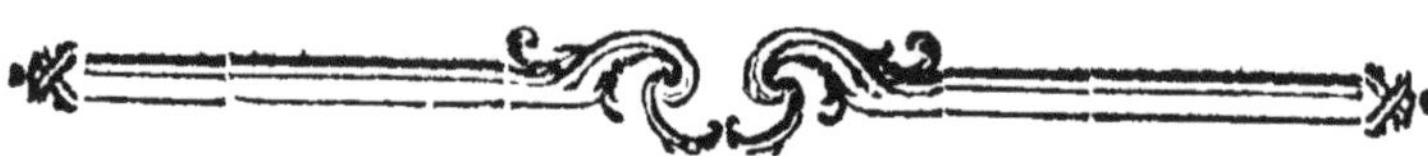

TROISIÈME PARTIE,

SUR les conſéquences tirées de la réalité des propres effets de la nature, & de ceux qui lui ſont impropres ou forcés.

PLUSIEURS Phyſiciens modernes, ſe ſont appliqués à faire de laborieuſes recherches ſur la formation des os, ainſi qu'à découvrir la cauſe de leur accroiſſement & celle de leur courbure; mais, quoique ces ſortes de recherches honorent leurs Auteurs, nous ne diſſimulerons point que toutes les connoiſſances qu'on peut acquérir par les réſultats de ceux même qui ont le mieux réuſſi, ſe réduiſent à nous confirmer dans l'opinion déja établie d'après les opérations ordinaires de Chirurgie.

Il y en a qui, bien loin de nous avoir enrichis utilement, nous ont donné des théories ou mélange de différentes opinions, qui ne ſont, à vrai dire, que d'ingénieuſes fictions, tirées au-delà des propres réflets de la nature; ce qui me paroît plus préjudiciable qu'utile au progrès de nos connoiſſances, puiſque des opinions ſi peu fondées ne peuvent qu'embrouiller les idées ſimples, mais juſtes, de ceux qui cherchent à s'éclairer par cette ſimplicité que la nature met ordinairement en œuvre.

S'il eſt une Science où l'on doit être circonſpect en fait d'opinion, c'eſt ſans contredit celle qui regarde le corps humain; car elles peuvent être, en certains cas, ou d'une dangereuſe conſéquence dans la pratique, ou ſimplement abuſives dans la théorie: dans ce dernier cas, elles produiſent immanquablement un retard au progrès de l'Art.

Le vrai moyen d'éviter ces ſortes d'inconvéniens, c'eſt de ne point haſarder les œuvres ſuivies de nos opinions ſans être pleinement convaincu du parfait accord de nos idées, avec les vrais procédés de la nature; c'eſt ſur ce principe que j'ai fait en ſorte de me conduire dans toutes mes recherches.

J'ai consulté les végétaux, lesquels m'ont fait naître les idées dont j'ai fait usage dans mes premiers travaux.

J'ai expérimenté sur plusieurs animaux pour éviter les inconvéniens qu'il y auroit eu à faire de certaines expériences sur les humains. Tous mes résultats m'ont confirmé l'opinion déduite dans la première Partie de ce Mémoire, *que les végétaux ont une très-grande conformité avec la partie matérielle des animaux, & qu'il y a une analogie fort exacte entre les parties respectives de ces deux règnes.*

Après avoir anatomisé plusieurs plantes Rakitistes, j'ai reconnu que la première cause seconde* de leur courbure ne dérive point de la mollesse; & qu'il n'est guère possible d'appercevoir dans leurs parties fibreuses de différence sensible par l'instrument dont on se sert pour sonder la consistance de celles qui forment les différens côtés de leur courbure.

J'ai fait les mêmes expériences & différens essais sur les os des animaux rikais que j'ai disséqués ; mais, malgré tous les examens que j'en ai pu faire, je n'ai jamais apperçu de différence sensible entre la consistance des parties des côtés opposés dans les os courbés, à moins que ce ne fût vers la jonction de quelque épiphyse & aux extrémités.

En coupant transversalement les os courbés par différentes tranches & à différens endroits de leur longueur, j'ai remarqué que la portion de circonférence du côté intérieur de la courbure, s'est toujours montrée plus courte de rayon, qu'elle n'auroit été dans son état naturel, ou sans être affectée de Rakitis ; d'où il suit, qu'il y a moins de matière dans toute l'étendue intérieure de la partie courbée, que dans celle du côté extérieur ou bombé ; & conséquemment, que la première cause seconde de la courbure ne vient que du défaut de quantité ou de nourriture.

D'après ces expériences, je passe à l'observation de ce qui arrive assez communément sous nos yeux entre deux enfans nés de même père & de même mère ; sur la conduite desquels on ne peut raisonnablement se livrer à aucun soupçon.

Le premier est très-bien constitué, pourvu d'un excellent tempéramment ; sa crue est accomplie à dix-huit ou dix-neuf ans.

Le second est, au contraire, d'une constitution foible, délicate, sans cependant être maladif ; sa crue n'est entière qu'à vingt-quatre ou vingt-cinq ans (1).

Dans le premier, nous voyons la nature prompte & active, jouissant de sa pleine liberté : dans le second, elle se montre oisive, lente & paresseuse.

Au premier, ce sont les propres effets de la nature : au second, ce sont des effets qui lui sont impropres ou forcés ; car ils ne sont produits que par des obstacles ou causes accidentelles.

Comme il est démontré que la nature n'agit que par son unique principe dans

(1) Ceci n'est point une supposition, ce sont des observations réitérées.

chaque genre, nous en pouvons conclure que dans le Rakitis ſimple elle n'en ſuit point d'autre que celui de l'exemple de nos deux ſujets ; & que la pluralité des individus ne cauſe point de différence dans ſes procédés. Pour le prouver, je dis, que cette même nature ayant affecté la forme ſymmétrique par la duplicité du plus grand nombre des parties qui conſtituent le corps humain, qu'en conſéquence nous pouvons la conſidérer agiſſante dans un ſeul ſujet, de la même manière & par les mêmes voies qu'elle agit dans les deux que j'ai cités ; parce que les vaiſſeaux qui diſtribuent la nourriture aux parties d'un des côtés, ne ſont pas ceux qui la driſtribuent à celles du côté oppoſé ; & que toutes les parties reſpectives ont chacune les leurs, qui ſe rapportent au centre commun. Cela poſé, il n'eſt pas difficile de concevoir que la nature peut opérer ſur l'un des côtés d'un ſeul ſujet, avec la même activité & plénitude dont elle a uſé au premier des deux enfans cités ; & qu'elle peut être lente &

inactive à l'égard du côté opposé de ce seul sujet, comme elle l'a été dans la totalité du second enfant cité; les causes & les moyens, de part & d'autre, étant toujours les mêmes. D'où il suit, que si tout un côté dans un sujet peut être foible de nourriture, (comme il n'y a aucun doute, puisqu'on en voit assez souvent) pendant que l'autre sera fort & vigoureux (1). Je crois qu'on ne se refusera point à la conséquence que cette inégalité peut aussi se porter par différentes parties, alternativement à droite & à gauche, comme l'expérience le confirme; & que la nature agissante ainsi, ne peut manquer de produire nombre de difformités telles qu'on en voit.

---

(1) J'ai connoissance d'un homme de 5 pieds 5 à 6 pouces de haut, dont la jambe droite est plus courte que l'autre de trois pouces, & moins grosse à proportion; le bras du même côté est aussi plus court & moins gros que l'autre; en général, toutes les parties du côté droit tiennent de la diminution, eu égard au côté gauche.

Approchons-nous de la première cauſe ſeconde, s'il nous eſt poſſible, ou voyons au moins ſi nous ne pourrions pas indiquer comment cette cauſe peut agir avec tant de variété dans ſes effets.

Pour parvenir à l'objet propoſé, il nous faut conſidérer les Obſervations de MM. *du Vernay* & *Petit*, qui nous diſent : Qu'entre » les différentes affections des parties inté- » rieures des rikais, ils ont le thimus, » les glandes du médiaſtin, du pancréas » & du méſantère toutes skireuſes ; que » preſque toutes les glandes conglobées » ſont gonflées d'une lymphe fort épaiſſe«. Il paroît très-évident, ſur-tout par cette dernière remarque, que le premier effet de la cauſe ſeconde du Rakitis s'opère par les obſtacles qui ſe rencontrent dans ces principaux couloirs ou filtres de la nature. Or eſt-il que ces filtres peuvent être plus ou moins oſtrués ; que pluſieurs de ces glandes, & même les principales, peuvent être plus ou moins déplacées & altérées dans leur forme, & conſéquemment dans leur effet propre, puiſque cela ne peut arriver ſans que les vaiſſeaux ſecrétoires & excrétoires ne changent plus ou moins de ſituation & de diſpoſition; ce qui paroît déja plus que ſuffiſant pour les interrompre dans leurs fonctions, & deſtituer à différens degrés la lymphe & le chyle de leur meilleure qualité; de-là les rendre propres à la production de tous les effets qu'on voit naître du Rakitis.

Il ſe préſente ici la difficulté de ſavoir comment s'opère le premier effet de l'inégalité de nourriture, car on ne doute pas, dira-t-on, que le mauvais état de la lymphe & du chyle ne ſoient la première des cauſes ſecondes du Rakitis; mais on ne voit point aſſez par quel méchaniſme ce chyle imparfait peut ſe porter ſur certaines parties de préférence aux autres, puiſqu'étant préparé par les glandes du méſentère & autres, il ſe rend dans un réſervoir commun, qui le tranſmet à la veine ſouclavière, d'où il ſe confond alors dans la maſſe du ſang par la voie de la circulation : or il ſemble qu'étant ainſi mélangé, il ne peut affecter une partie ſans affecter toutes les autres.

Pour répondre à cette difficulté, j'obſerve, 1.° que toutes les glandes de ces ſortes de viſcères ſont les premières qui élaborent la lymphe & le chyle, & qu'elles préparent, pour ainſi dire, les premiers fondemens de la nourriture univerſelle pour tous les genres.

2.° Qu'il eſt probable que le mélange de la lymphe & du chyle avec la maſſe du ſang n'eſt point fait de prime-abord immédiatement après leur communication, vu qu'il faut un tems de circulation pour qu'il le ſoit *per minima* : mais comme dans les premiers inſtans de la maladie le ſang charie dans les vaiſſeaux avec une ſorte de confuſion, des portions de chyle imparfaites, parmi celles qui ſont réputés parfaites, il ſuit de-là que ces mêmes vaiſſeaux étant du genre qui doit être le premier nourri, ils doivent être, en conſéquence, les premiers affectés par le choc tumultueux des différentes parties nutritives qui s'y portent suivant leurs bonnes ou mauvaises qualités; car où les portions d'un sang bien constitué arrosent certaines parois, il est évident qu'elles y produisent une nourriture parfaite; & le contraire doit arriver pour celles qui sont abreuvées par les parties d'un sang mal constitué. Mais comme les parties en défaut, tant de la lymphe que du chyle, qu'on peut dire hétérogènes, eu égard au sang bien constitué, sont toujours plus libres dans les gros vaisseaux qu'elles ne le sont dans les plus petits, c'est ce qui fait que leur mélange ne peut se parfaire qu'à la rencontre des bifurcations multipliées de ces mêmes vaisseaux, dont le nombre s'accroît de plus en plus, en s'avançant vers les extrémités; ce qui produit autant d'obstacles & de causes variées qui altèrent l'économie de la distribution des sucs nourriciers, tant aux vaisseaux même qui les portent, qu'aux différentes parties où ils aboutissent; d'où il suit, que certains vaisseaux sont pleinement nourris, pendant que d'autres sont en défaut de nourriture ; ce qui augmente la capacité des uns plus que celle des autres : & cela se fait suivant une sorte de bizarrerie plus ou moins grande, laquelle dépend d'une multitude de circonstances qu'on peut entrevoir, mais trop longues à définir.

Pour donner encore plus de clarté sur l'effet méchanique de la différence de nourriture que les parties reçoivent entre elles, il nous faut considérer ce qui arriveroit d'un mélange fait d'huile & d'eau, s'il étoit introduit dans nos vaisseaux. On sait que le vin est immissible avec l'huile, & qu'on a beau les battre ensemble, le mélange reste toujours imparfait ; mais, quoiqu'il y ait moins d'opposition dans le mélange d'une lymphe & d'un chyle imparfait avec un sang parfait, qu'il y en a entre les liqueurs immissibles avec l'huile, cela ne doit point détruire notre comparaison ; car il est certain qu'une lymphe imparfaite & un chyle mal digéré sont en opposition de qualités & d'effets, à l'état où ces substances seroient dans leur pleine perfection ; & que nos liqueurs de comparaiſon ne diffèrent que par le plus ou le moins d'oppoſition.

Si préſentement l'on ſuppoſe ces ſortes de liqueurs introduites dans nos vaiſſeaux en place du ſang, il eſt aiſé de ſentir ce qui doit arriver de leur diſparité au premier moment de la circulation ; car elles ne manqueront pas de ſe briſer à la rencontre des bifurcations de chaque vaiſſeau, & cela toujours de plus en plus autant qu'elles en rencontreront. Or, comme dans les premières bifurcations des veines & des artères les branches ſont plus grandes que celles des ſubdiviſions, il s'enſuit que les premières répondent à des parties plus éloignées les unes des autres, & que les endroits où elles aboutiſſent feront différemment affectés par les liqueurs, puiſque les premières bifurcations ne produiſent que les effets des premiers mélanges, qui ſont toujours les plus imparfaits ; ce qui s'opère ſuivant la poſition du ſujet & la diſpoſition des parties de nos liqueurs.

EXEMPLE.

Si le ſujet ſe trouve incliné ou couché ſur le côté droit dans le tems des premières circulations, les parties oléagineuſes ne manqueront pas d'affecter, par leur légéreté, les parois du côté gauche ; &, dans les premières bifurcations qu'elles rencontreront, les branches qui ſe trouveront élevées de ce même côté, ſe fourniront d'une plus grande quantité de parties des plus légères; & cela, ſuivant le plus ou le moins de mélanges préliminaires : d'où il ſuit, que par un effet contraire, les vaiſſeaux inclinés du côté droit ſeront fournis d'un plus grand nombre de parties des plus peſantes ou aqueuſes, & ainſi des autres vaiſſeaux à proportion de leurs ſituations, relativement aux différentes poſitions que le ſujet affecté peut prendre lorſque cette maladie eſt naiſſante.

On voit donc, par l'action de nos liqueurs de comparaiſon, que le ſang mélangé d'une lymphe imparfaite & d'un chyle mal digéré, peut néceſſairement produire un ſemblable effet, car il eſt indubitable que le ſang étant un composé de pluſieurs ſubſtances, elles ne ſont pas toutes du même poids relativement les unes aux autres, ſur-tout lorſqu'il y en a quelqu'une d'altérée : cela poſé, les effets de cette circulation prouvent donc ce qui peut arriver par celle du ſang au premier inſtant de la maladie.

Il eſt bon d'obſerver que les glandes du méſentère n'étant pas les ſeules qui opèrent ſur les différentes ſubſtances qui conſtituent la maſſe du ſang, que les conglobées des aines, des aiſſelles, &c. qui ſont répandues dans différentes parties du corps, achèvent ſans doute d'élaborer la lymphe ſans qu'elles paroiſſent avoir de réſervoir commun, tel qu'en ont les premières, attendu qu'elles ſont deſtinées à des uſages pour leſquels la nature leur a déterminé des localités particulières.

Or il paroît que celles-ci agiſſent plus immédiatement ſur les parties pour leſquelles

elles ſont deſtinées, & que les ſubſtances qu'on peut dire qu'elles élaborent en ſecond, ſe communiquent plutôt aux parties les plus éloignées du centre, & qui doivent être nourries, ſoit dans l'état de perfection, ſoit dans celui d'imperfection, ſuivant que le ſang qui leur eſt porté par les vaiſſeaux qui leur aboutiſſent ſera plus ou moins élaboré.

Si nous portons nos conſidérations ſur ce qui peut réſulter de ce méchaniſme, nous ne ſerons point ſurpris de voir des giboſités ſi différentes les unes des autres, produites par le Rakitis : car, combien de variété & de cauſe n'appercevrons-nous pas dans la diſtribution des ſucs nourriciers, ſi nous enviſageons la diſpoſition des vaiſſeaux qui les portent, compoſés de tant de bifurcations & de ramifications ſi différentes les unes des autres; ſi nous examinons les différentes poſitions qu'un ſujet peut prendre lorſqu'il y eſt contraint par la mal-aiſe que lui cauſe une indiſpoſition naiſſante; ſi nous combinons la ſituation des parties intérieures relativement à la diſpoſition que de certaines circonſtances peuvent faire naître & rendre diſcordantes avec quelqu'altération ou changement dans la qualité des alimens, ainſi que dans leurs doſes : tous ces différens objets, bien conſidérés, fourniſſent aſſez ce ſemble pour nous donner lieu de croire que la première cauſe ſeconde du Rakitis, peut très-bien ſe développer & produire ſes premiers effets, ſous la forme d'une indigeſtion de certain caractère ; & que la nature, priſe dans une ſorte de diſpoſition, peut agir ſi promptement à l'œuvre de cette maladie, qu'en certains cas ſes premiers fondemens ne faſſent tout au plus qu'une affaire de deux fois vingt-quatre heures, & cela ſans autres ſymptômes que quelques accès de fièvre, qui ſouvent ne ſont pris que pour une légère indiſpoſition.

Je fonde cette opinion, 1.° ſur le procédé de la nature, tel qu'il a été ci-deſſus démontré ; 2.° ſur ce que la plupart des Rakitis, qui n'ont commencé de l'être qu'à ſept, huit, douze, quinze & dix-huit ans, déclarent preſque tous n'avoir jamais ſenti aucune maladie caractérisée, ni ne peuvent désigner le temps où ils ont commencé d'en être affectés, sinon celui où ils se sont apperçus des difformités causées par ses premiers effets. Cela est si vrai, que presque tous les pères & mères en attribuent ordinairement la cause à quelque mauvaise habitude, comme celle de se mal tenir, ou à des chutes & autres raisons aussi peu fondées, dont je ne tiens aucun compte. Une chute peut luxer ou offenser quelques parties ; elle peut même favoriser la cause réelle dans de certains cas ; mais elle ne peut produire elle seule la cause ni les effets du Rakitis.

A l'égard des mauvaises habitudes ou maintiens mal disposés dont on taxe ordinairement les enfans, sur-tout ceux dont il est ici question, il ne dépend point d'eux de s'en abstenir ni de s'en corriger, puisque ce sont les premiers effets de cette maladie qui les y contraignent ; c'est ce qui fait que tous les efforts qui sont en leur pouvoir sont absolument inutiles contre une cause dont la force leur est invincible.

Il ſe préſente ici une queſtion ſur la promptitude que je donne à la naiſſance du Rakitis; *ſavoir, s'il ſe peut que la nourriture d'un jour ou deux, fournie à de certains vaiſſeaux & refuſée à d'autres, puiſſe produire un effet aſſez ſenſible pour pouvoir jetter les premiers fondemens d'une maladie qu'on ne peut guérir par les remèdes ordinaires.*

Pour éclairer ma réponſe, il faut faire attention à l'accroiſſement de l'homme depuis ſa naiſſance juſqu'à l'âge de vingt ans, terme moyen entre ſeize & vingt-quatre. Le calcul fait, on ſera peut-être ſurpris de voir qu'un adulte ne grandit pas tout-à-fait d'un point ou de la douzième partie d'une ligne par jour. Je ſais qu'il y a des tems où cet accroiſſement journalier excède cette meſure, mais auſſi dans d'autres il agira en moindre quantité à proportion; ainſi l'objet, quant au fond, n'en eſt pas moins réel.

Ce calcul eſt fondé ſur un enfant qui vient au monde de la hauteur ordinaire de quatorze pouces, & ſur un homme terminé de, taille moyenne, cinq pieds quatre pouces.

Si préſentement l'on continue les opérations analogiques ſur le peu d'accroiſſement que les veines & les artères peuvent prendre dans un jour & à proportion ſur chacune de leurs parties, je laiſſe à penſer quelle énorme diminution l'on trouvera dans leurs ramifications, mais bien plus encore dans les vaiſſeaux ſecrétoires & excrétoires des glandes, relativement à la hauteur de la maſſe totale du ſujet, dont l'augmentation, en hauteur, n'eſt pas d'un point.

On ſent aſſez que les millièmes & cent millièmes parties d'un point arriveront & encore plus. Mais tel petit que ſoit cet accroiſſement de vaiſſeaux dans un adulte, il eſt inconteſtable qu'il y exiſte, & qu'il peut être pleinement reçu des uns & médiocrement ou non reçu des autres, tel qu'il a été démontré. Or cette nourriture de plus dans les uns & de moins dans les autres, ſi petite qu'on la conçoive, eſt celle-là même qui peut opérer la première cauſe ſeconde du Rakitis ; & qu'elle ne pourroit s'accorder avec l'expérience, ſi elle étoit plus ſenſible au moment qu'elle ſe produit, comme on le verra par l'obſervation ſuivante.

Si les infiniment petits nous menent à une extrême diviſibilité, l'inverſe nous conduit à l'extrême multiplicité ; l'une rétablit ce que l'autre paroît détruire. D'après ces propriétés ſi évidentes, il nous faut conſidérer, 1.° que le Rakitis ne produit ordinairement ſes premiers effets que par des degrés inſenſibles, tels qu'on voit dans les adultes, parce ſa cauſe n'eſt point du nombre de celles qui proviennent d'un vice local, capable d'irriter les parties au point de former certaines tumeurs, ſi promptes à ſe produire, & ſi dangereuſes dans leur effet.

2.° Tous les ſucs nourriciers étant chariés par le ſang, il s'agit de faire attention à l'effet de ſa circulation & à la quantité qu'il en peut paſſer dans chaque vaiſſeau relativement à leur diamètre pendant un tems déterminé.

Sans entrer dans ce calcul, qui a déja été tenté par quelqu'Auteur, j'examine ſimplement cet effet ſuivant les loix de l'hydraulique, leſquelles m'apprennent, que la dépenſe d'un ajutoir eſt proportionnée à l'ouverture de ſon orifice & à la force imprimée au fluide en mouvement; ſoit par la hauteur de ſa colonne, ſoit par l'action de quelque force motrice. Il doit donc paſſer plus de liqueurs par une ouverture d'un certain diamètre, qu'il n'en peut paſſer par une plus petite, lorſque ces différentes ouvertures auront communication au même réſervoir, & que la liqueur à qui elles donnent paſſage ſera ſollicitée par la même puiſſance. Appliquons ce principe au méchaniſme humain.

Nous avons déja vu que des vaiſſeaux peuvent prendre abondamment leur nourriture, & d'autres très-peu ou point; que cette nourriture doit leur procurer de l'accroiſſement en tout ſens : leurs diamètres ſeront donc plus grands que ceux de leurs égaux qui n'auront point ou que très-peu reçu de nourriture : donc que la dépenſe du ſang qui porte les ſucs nourriciers ſera plus grande dans les uns que dans les autres ; puiſque ce fluide n'agit dans tous les couloirs où il ſe porte, que par une puiſſance qui lui eſt propre & unique.

Comme l'eſpèce d'indigeſtion ſous laquelle la première cauſe ſeconde productrice paroît ſe developper, peut opérer ſon effet en moins de deux fois vingt-quatre heures, il eſt très-probable qu'après cette indiſpoſition le ſang ſe purge de ce qui avoit cauſé ſon déſordre, & qu'il reprend ſes fonctions régulières, en diſtribuant des ſucs nourriciers de la nature de ceux dont les ſubſtances qui les compoſent tiennent leur équilibre, & nous mettent en état de ſanté ; c'eſt ce que l'expérience confirme, puiſque nous ne voyons point de maladie apparente dans la plupart des adultes Rakitis, à moins que ce ne ſoit par quelque cauſe étrangère. Mais lorſque le ſang a repris ſon état de perfection, il ne peut nourrir les différentes parties où il ſe porte qu'à qu'à proportion de ce qu'il peut les arroſer; ce qu'il ne fait qu'en raiſon de la capacité des vaiſſeaux : donc ceux qui ſeront plus petits qu'ils ne doivent être, en contiendront moins, & par-là retarderont la nourriture des parties où ils doivent la porter.

Je ſens qu'il eſt difficile de concevoir de prime-abord, comment une diminution de vaiſſeaux auſſi petite qu'eſt celle qui peut ſe faire par un retard de nourriture d'un jour ou deux, peut produire des effets qui deviennent ſi ſenſibles par ſucceſſion de tems.

Cependaut ce fait eſt aſſez clair à quiconque voudra y faire attention; car on n'a qu'à conſidérer l'inverſe du calcul que nous avons fait pour trouver l'accroiſſement d'un adulte dans un jour; on trouvera que cette extrême petiteſſe de manque de nourriture dans les plus petits vaiſſeaux, eſt très-ſuffiſante pour produire un retard dans les parties qu'ils doivent abreuver, puiſqu'elle ſe trouve multipliée par la durée de la maladie, qui ne s'accroît que d'une manière insensible, plus dans les uns & moins dans les autres, suivant que la première cause seconde aura opéré avec plus ou moins de force.

Jusqu'à présent nous n'avons considéré que l'effet de la nourriture produite par les parties d'un sang bien constitué; mais il peut arriver que celles qui sont en défaut aient des qualités si contraires aux autres, qu'au lieu de nourrir elles produisent sur les parois des vaisseaux une sorte d'impression capable d'en obstruer les pores; ce qui peut former obstacle à la nourriture & produire une deuxième cause capable de concourir à l'effet de première cause seconde.

Je ne doute point que l'opinion que j'expose ici, ou systême, si c'en est un, ne soit susceptible d'un plus long détail, pour rendre de suffisantes raisons sur toutes les objections qu'on peut y faire dans bien des cas; mais, par la briéveté due à un Mémoire, je me suis borné uniquement à répondre aux principales, persuadé que les grands Maîtres sentiront mieux que moi l'uſage qu'on peut faire de ce que j'ai conclu d'après mes Obſervations.

Cependant, avant que de finir cette troiſième Partie, je me crois obligé de répondre à la queſtion qui ſuit, en diſant :

Si la première cauſe ſeconde du Rakitis ſe développe ſous la forme d'une indigeſtion de certain caractère, ne devons-nous pas craindre de le devenir en tous tems, puiſque nous ſommes ſujets à cette indiſpoſition à tout âge ?

Pour donner le jour néceſſaire à ma réponſe, il nous faut obſerver le procédé de la nature depuis notre origine juſqu'à notre fin.

Lorſque le premier inſtant de notre formation exiſte, la première action qui ſe paſſe en nous ſe remarque dans les mouvemens de la *diaſtole* & de la *ſiſtole*, qui ne finiſſent qu'avec la ceſſation de la vie. Cette action peut donc être regardée comme l'un des principaux effets du premier agent qui maintient en nous le principe de vie : du principe de vie & de l'eſprit nerveux dérive une vertu expanſive, que nous connoiſſons ſous le nom d'eſprit végétatif, & qu'on peut appeller le ſecond agent de la nature, lequel s'évanouit lorſqu'il eſt à ſon dernier période. C'eſt ce ſecond agent qui opère notre accroiſſement, & met à profit les ſucs nourriciers tirés des alimens que nous prenons, en élevant toujours de plus en plus toutes les parties de l'édifice juſqu'au terme preſcrit par la nature, qui eſt ordinairement vers l'âge de vingt-quatre à vingt-cinq ans ; après quoi il ceſſe ſon opération. Car lorſque nous avons pris notre accroiſſement entier, qui eſt le dernier degré d'extention de l'eſprit végétatif, nous n'en voyons plus aucun effet : donc la cauſe ou l'agent ne ſubſiſte plus.

On voit aſſez clairement que ce ſecond agent, qui ſubſiſte dans les enfans du plus bas âge & dans les adultes, peut produire chez eux certains effets qui ne peuvent avoir lieu dans les perſonnes entiérement formées. Or cet agent étant toujours en action dans la plus tendre jeuneſſe, on ne peut doûter qu'il ne se mêle de la partie lorsqu'il y a le moindre dérangement dans l'économie animale, & qu'il ne produise souvent des effets dont on ne le soupçonne peut-être pas.

De plus, il est à remarquer que cette force végétative a toujours la même vertu depuis le premier moment de son existence jusqu'à la fin de son terme; mais que plus les enfans sont jeunes, plus cet agent a d'action sur leur tempérament, en raison de la grande délicatesse des viscères & de leurs plus petites parties organiques.

En considérant ainsi les effets de la nature, nous voyons sensiblement pourquoi les enfans sont sujets à plusieurs sortes de maladies, dont les personnes entiérement formées sont exemptes, & particuliérement le Rakitis, car on ne le voit guère naître dans les personnes au dessus de vingt-cinq ans; ce qui confirme que le second agent opère dans cette maladie en vertu de l'âge propre à son existence; & qu'il ne peut opérer dans les ſujets qui ont paſſé ce terme, puiſqu'il n'exiſte plus chez eux.

A l'égard de l'indigeſtion qui peut accompagner les premiers effets de la cauſe ſeconde du Rakitis, je n'entreprendrai point de définir ſa nature ni ſon eſpèce, cela regarde les Maîtres de l'Art. Il me ſuffira d'obſerver qu'elles ont une gradation fort étendue; que le premier degré ſe borne à de ſimples rapports qui nous annoncent un défaut de digeſtion, avec une très-légère émotion du pouls : le dernier degré va juſqu'à cauſer la mort, comme je l'ai vu arriver à pluſieurs. Voilà donc deux extrêmes entre leſquelles il y a des différens degrés, qui ſont de plus en plus dangereux, & qui peuvent avoir autant de caractères particuliers.

Comme toutes les indigeſtions ne ſont point mortelles, de même elles ne ſont pas toutes capables de favoriſer la première cauſe ſeconde du Rakitis : je préſume que celle qui peut s'aſſimiler avec cette cauſe doit être d'un caractère ſubit, & de convenance à l'effort du ſecond agent dont nous avons parlé.

Voilà toute l'étendue que je peux donner à cette théorie, dans un Ouvrage d'eſſais; elle eſt de nature à produire des volumes, s'il falloit la développer entiérement; mais je remets cette entrepriſe aux grands Maîtres, & les invite de s'y porter pour le progrès de l'Art & le bien de l'humanité. Je m'eſtimerois heureux, ſi je pouvois être à l'égard de quelqu'un d'eux, ce que fut le Manœuvre du célèbre *Fontana*, lorſqu'il lui donna l'idée ſi ſimple & ſi heureuſe dont ce grand homme fit uſage pour élever ce fameux obéliſque qu'on trouve dans l'une des places de Rome; entrepriſe qui a immortaliſé le nom de ce grand Architecte. Ce Manœuvre, preſqu'ignoré, produiſit deux biens tout-à-la-fois; l'un fut d'éviter à ſa Patrie une dépenſe conſidérable; & l'autre, de ſauver le grand Artiſte d'un embarras, d'où il ne prévoyoit pas pouvoir ſe tirer facilement, ſi ce n'eût été l'avis du ſimple & généreux Citoyen qui lui cauſa un ſuccès honorable : que ne puis-je comme lui être utile à quelqu'un de nos grands Hommes, ainſi qu'à mes Concitoyens !

Paſſons à ce qui regarde la pratique de la Médecine méchanique.

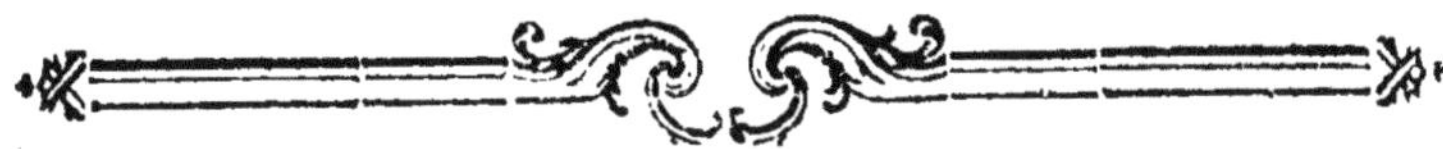

QUATRIÈME PARTIE,

CONCERNANT l'insuffisance des moyens qu'on met ordinairement en œuvre pour remédier aux difformités de la taille chez les adultes ; & de l'efficacité des effets d'un nouveau corps élastique.

IL y a beaucoup d'apparence que les anciens Auteurs n'ont regardé le Rakitis que comme un vice de conformation, puisqu'ils ne l'ont point mis au nombre des maladies : car on ne voit pas qu'ils aient indiqué aucun remède, ni pour en empêcher les effets, ni pour les corriger.

C'est sans doute ce silence qui a fait dire à quelques Auteurs modernes, que cette maladie n'est pas fort ancienne, la regardant comme de plus fraîche date que la vénérienne, qui est aujourd'hui si commune : c'est aussi ce qui leur a donné lieu de faire dériver l'une de l'autre.

Je ne m'arrêterai point à combattre cette opinion, fondée ſur des raiſons plus ſubtiles que juſtes; je m'en tiendrai ſimplement à Eſope, qui prouve l'antiquité du Rakitis, & l'erreur de ceux qui veulent le faire dériver de la maladie vénérienne, qui n'exiſtoit pas de ſon tems.

Que le Rakitis ſoit ancien ou non, le fait eſt certain que de tous les moyens qu'on a mis en œuvre juſqu'à préſent pour s'oppoſer à ſes progrès, & ceux même qu'on a cru les meilleurs, n'ont produit que des effets tous des plus équivoques; & ſi par événement ils ont paru en montrer d'avantageux dans de certains cas, ce n'a été que par les heureuſes diſpoſitions de la nature, laquelle auroit pu avoir ſon effet d'elle-même, ſans le ſecours de l'Art. Ces ſortes de cas qui arrivent quelquefois, ſont néanmoins très-rares, raiſon pour laquelle la prudence ne permettra jamais aux judicieux Médecins de s'en prévaloir, lorſqu'ils connoîtront un moyen aſſuré d'empêcher les effets de cette maladie.

Les premiers moyens auxquels on a ordinairement recours pour corriger les défauts de la taille, ſont les corps baleinés; c'eſt ce qui a fait que les plus induſtrieux Tailleurs ont travaillé à l'envi, pour donner à ces ſortes d'ouvrages des propriétés qu'ils n'ont point encore, & qu'ils n'auront jamais. Car que doit-on attendre d'un corps dont la matiere qui le compoſe perd ſon élaſticité après trois ou quatre jours d'uſage, & que, malgré tous les ſoins des meilleurs ouvriers, il ne peut conſerver ſa première forme? De tels moyens ſeront toujours inſuffiſans, lorſqu'ils ne pourront maintenir leur vertu élaſtique.

Un maître Tailleur a mis au jour un petit Livret ſous le titre d'*Avis important au Public*, dans lequel il propoſe des corps à deux envers, dont il prétend tirer un grand avantage: mais j'oſe dire que ſi cet Auteur, dont l'intention eſt très-louable, avoit bien expérimenté ſes Ouvrages avant que de les annoncer, je ſuis très-perſuadé qu'il ne leur auroit pas attribué toutes les propriétés qu'il leur donne ſi gratuitement; car je ſuis certain qu'ils n'ont pas beaucoup plus de vertu que les autres, puiſque leur élaſticité eſt auſſi ſujette à ſe détruire, malgré qu'on oppoſe les effets de cette deſtruction à eux-même, alternativement d'un jour à l'autre. Il y a plus, l'expérience fait voir qu'on devient auſſi boſſu avec les corps à deux envers, comme avec ceux à l'ordinaire; & que ni les uns, ni les autres ne peuvent nullement remédier aux difformités que peut cauſer le Rakitis, lorſqu'elles ſont une fois déterminées, tel que nous le ferons voir en parlant du nouveau corps élaſtique.

Les Tailleurs voyant que leurs corps étoient ſujets à ſe rendre aux efforts du Rakitis, ſe ſont aviſés de les garnir en dedans de différentes manières: les uns les renforciſſent avec du carton enduit de cole forte; les autres avec des fils de fer recuits, & mis en manière de trame, d'autres enfin emploient des plaques de fer, miſes à l'endroit des parties trop ſaillantes, afin de les comprimer avec plus de certitude que ne peut faire la baleine.

Mais, quoiqu'il y en ait parmi eux qui réussissent à faire de ces corps avec beaucoup d'art, je peux assurer que s'il s'en est jamais trouvé un de qui on ait eu quelque bon succès, que cela n'a pu être que l'effet du hasard; car je dis (& c'est une vérité qui doit être regardée ici comme un axiôme) qu'*il n'est pas possible d'empêcher la déviation de l'épine, sans que les vertèbres du col ne soient comprises dans l'effet du moyen dont on se sert pour ces sortes d'opérations.* C'est donc un abus de vouloir s'obstiner à redresser une taille qui se corrompt, par le moyen des corps baleinés, garnis ou non garnis : toutes ces sortes de ressources sont abusives & très-dangereuses : c'est ce qui a fait élever tant de Médecins contre l'usage des corps ; usage néanmoins que toutes les Facultés de Médecine ne pourront jamais détruire, d'autant qu'il est trop estimé du beau sexe.

Si d'un côté les Médecins blâment l'usage des corps, de l'autre les Tailleurs le préconisent, en faisant voir que sans leur talent, le sexe ne peut jamais tirer tout l'avantage poſſible d'une belle & riche taille : vérité d'ailleurs qu'on ne peut trop leur conteſter, puiſqu'un corps bien fait en produit l'ornement. Mais ſans prétendre me rendre juge de toutes ces raiſons contradictoires, & cependant très-juſtes quant au fonds, je crois que l'uſage & la néceſſité de complaire au beau ſexe ſemblent avoir fourni les moyens de décider la queſtion ; voici comment.

Il eſt vraiſemblable que le premier objet qu'on s'eſt propoſé en établiſſant l'uſage des corps, a été de maintenir la taille, & d'empêcher qu'elle ne ſe corrompe, ni ne ſe dévie ; & auſſi dans la vue de lui faire prendre la forme la plus élégante & la plus parfaite; On ne pouvoit guère ſe promettre tous ces avantages qu'en faiſant des corps très-forts de baleine : c'eſt en effet de cette ſorte qu'on les pratiquoit anciennement. Mais les Médecins s'étant apperçus qu'ou trelagêne qu'il scauſoient, ils pouvoient être encore préjudiciables au tempérament, ſe ſont élevés avec raiſon contre cet uſage.

Comme l'un des principaux objets de la

perfection des Arts & Métiers consiste à trouver tout ce qui peut nous procurer le plus d'aisance dans les choses à notre usage, les Tailleurs n'ont pas négligé d'exercer leur génie, en cherchant à perfectionner leurs ouvrages; ce qu'ils ont fait en rendant les corps de baleine si légers, qu'à peine aujourd'hui en sent-on la résistance; perfection à laquelle ils ont été forcés pour condescendre à la délicatesse du sexe, qui, da sa nature, est le moins propre à la gêne & à la contrainte.

Qu'est-il résulté de cette condescendance forcée? Toute la perfection possible pour l'usage des corps, & de laquelle les Tailleurs ne doivent jamais se départir; car toutes les fois qu'on exigera d'eux d'employer leur ministère pour le maintien d'une taille qui se corrompt, ou le rétablissement d'une épine déviée, on tombera incontestablement dans un abus pernicieux, puisqu'ils n'ont à y opposer que des moyens très-durs, incertains, mal-entendus, & non élastiques; ce qui ne peut être que fort dangereux pour les fonctions de l'organe de la respiration, & quelquefois pour la vie même de ceux qui en font usage.

Par ce qui vient d'être dit, tant des anciens corps, que de ceux qui sont garnis, on voit la raison pourquoi les Médecins se sont toujours déclarés contre leur usage. Ils ont vu les dangereuses conséquences qu'il en a résulté, & celles qu'il en résulte lorsqu'on les met en œuvre; c'est ce qui leur a toujours fourni de justes motifs d'opposition.

Nous pouvons donc conclure que tous corps de baleine trop forts, & ceux qui sont garnis de différentes manières, sont à rejetter totalement de l'usage, soit pour le maintien d'une taille foible, soit pour en corriger les défauts; & que des moyens aussi dangereux ne peuvent faire que des victimes : au lieu que ceux qui sont très-légers de baleine, comme on les fait présentement, ne sont point à craindre, ni ne peuvent être aucunement nuisibles au tempérament, ni préjudiciables à la santé, lorsqu'ils seront convenablement

convenablement faits, ſuivant ce qu'exige la diſpoſition des perſonnes pour leſquelles ils ſeront deſtinés.

Il ſuit donc de toutes ces différentes conſidérations, que les Tailleurs ne doivent point s'écarter de cette méthode, puiſqu'elle ne peut, en quoi que ce ſoit, contrarier les fonctions de la nature : finalement, qu'ils ne doivent jamais employer leur talent que pour les perſonnes bien conformées, & renoncer, pour le bien du genre humain, à vouloir détruire les effets du Rakitis; car leur propre eſt d'orner, & non de remédier.

Autre moyen qu'on met auſſi en uſage.

LES grands Maîtres, tant en médecine, qu'en chirurgie, voyant qu'on ne pouvoit tirer aucun avantage réel par l'uſage des corps, ſans ſe mettre au riſque de quelque danger, ont imaginé d'autres moyens pour corriger les défauts de la taille : ce ſont la croix de Lorraine, l'eſcarpolete Angloiſe, & la ſuſpenſoire, leſquels on emploie ordinairement à deſſein de redreſſer une épine déviée. Tous ces moyens, ſur-tout les derniers, leur ont paru d'autant plus flatteurs, qu'ils ſont exempts de compreſſion ſur les parties latérales, & qu'ils produiſent à l'épine un redreſſement apparent & ſubit, dans le premier inſtant même de l'opération.

Examinons préſentement quels peuvent être les effets de ces différens moyens, ſéparément l'un de l'autre, & voyons ce qu'il peut réſulter de leur uſage.

La croix de Lorraine ne me paroît applicable que dans deux cas différens; l'un eſt lorſque l'épine veut ſe bomber poſtérieurement, & l'autre lorſqu'elle ſe tord ſur ſon plan. Si l'un & l'autre cas ſont ſimples, c'eſt-à-dire, que la courbure de l'épine ſe faſſe ſimplement de la partie antérieure à la poſtérieure, ſans ſe jetter ni à droite ni à gauche, la croix de Lorraine pourra avoir lieu & produire ſon effet; voilà pour le premier cas.

Si l'épine ſe tord dans quelqu'une des vertèbres lombaires, ſans qu'il paroiſſe de l'inclinaiſon d'aucun côté, elle pourra encore avoir ſon effet dans ce deuxième cas. Mais, comme il eſt fort rare que ces ſortes de cas ſe trouvent dans cette ſimplicité, ou ſans être compliqués avec quelques autres parties affectées, c'eſt ce qui rend ce moyen très-borné, comme on voit, puiſqu'il ne peut s'employer utilement que dans ces deux cas; ce qui n'eſt peut-être pas capable de ſatisfaire à la dixième partie du néceſſaire dans les productions du Rakitis.

L'eſcarpolete Angloiſe eſt l'un des moyens le plus attrayant, & qui paroît avoir le plus d'étendue dans ſon effet, en ce qu'il ſemble pouvoir ſatisfaire dans toutes les différentes ſituations où l'épine puiſſe ſe trouver, ſoit que le bombé ſe jette en dedans ou en dehors, ſoit qu'il ſe jette à droite ou à gauche, & même dans le cas où l'épine formeroit une partie de torſe.

Comme ce moyen comprend la tête dans ſon opération, & que toutes les parties inférieures tirent ſur toutes les parties ſupérieures avec une force qui égale leur poids,

& de plus, l'augmentation qui s'en fait par la force centrifuge mise en action à chaque vibration du sujet, lorsqu'il est mis en mouvement, il suit de là que toutes les vertèbres ne peuvent manquer de s'approcher de la ligne droite ; car plus les vibrations seront multipliées, plus l'épine sera sollicitée à se redresser, de tel côté & de tel sens que soient les courbures.

Voilà bien des propriétés dans un seul moyen : ainsi il n'est pas étonnant qu'il ait trouvé nombre de Partisans. Mais, si ce moyen a tant d'attraits & donne tant d'espoir dans la spéculation, il s'en faut bien qu'il puisse y répondre dans la pratique.

Pour prouver combien ce moyen est abusif, il nous faut remarquer que son effet n'est que momentané, & qu'il ne peut avoir à son propre que le tems de la durée des vibrations qui actionnent sur toutes les parties de l'épine. Or l'action ne peut être que de quelques minutes, puisqu'on est obligé d'abaisser le sujet pour lui donner du relâche dans un exercice aussi pénible qu'est celui d'être ſuſpendu par le col; ce qui n'eſt certainement pas ſuffiſant pour que la nourriture puiſſe s'introduire utilement où le beſoin le requiert.

On peut, il eſt vrai, répéter ſouvent cet exercice; mais on ne peut auſſi ſe diſpenſer de donner du repos à proportion : ainſi le tems du repos détruit entiérement le fruit de l'exercice; c'eſt ce qui fait qu'après avoir bien tourmenté un ſujet, on a le déſagrément de le voir auſſi contrefait qu'auparavant.

La ſuſpenſoire ne diffère de l'eſcarpolete, qu'en ce que l'opération de l'une paroît moins révoltante que l'autre, quoique ſuivie du même principe.

Dans l'eſcarpolete, lorſque le ſujet eſt ſuſpendu, on le met en vibration, & cette manœuvre ajoute comme un nouveau poids aux parties inférieures d'une manière preſqu'inſenſible au ſujet; ce qui fait prendre à l'épine toute l'extenſion qu'elle peut recevoir ſans aucune force additionnelle.

Dans la ſuſpenſoire, on ne fait qu'élever le ſujet à quelques pouces de terre, mais on cherche, lorſqu'il eſt ainſi élevé, à repouſſer la courbure de l'épine, & à replacer les vertèbres autant qu'on le peut. On ajoute un nouveau poids aux parties inférieures, en appuyant les deux mains ſur les hanches du ſujet, & même avec certaines ſecouſſes, comme je l'ai vu faire : opération qui révolte un peu l'humanité, ſans cependant qu'on puiſſe en obtenir un plus heureux ſuccès que de l'eſcarpolete.

Outre que les effets de ces deux moyens ſe détruiſent auſſi-tôt qu'ils ſont produits, ils ont encore le déſavantage d'exiger une ſorte d'appareil ſouvent embarraſſant; c'eſt ce qui a porté des perſonnes de l'Art à la recherche de quelques autres qui euſſent la propriété de l'eſcarpolete, ſans en avoir les défauts.

M. *Roux*, Docteur-Régent, déja cité dans la troiſième Partie de ce Mémoire, a imaginé une machine à crémaillère fort ingénieuſe, dont je me diſpenſe de donner la deſcription, parce qu'on la trouve dans ſa thèſe avec une figure qui la repréſente.

Cette machine a pour objet d'étendre l'épine, comme fait l'escarpolete & la suspensoire à l'Angloise : elle se porte sous la veste, & agit continuellement sur le sujet; au lieu que l'escarpolete est fixée à un lieu, & ne peut produire que des effets momentanés. Mais, comme cette machine n'opère utilement qu'autant qu'elle peut exactement saisir la tête pour la soulever, il est difficile alors de pouvoir lui ménager tous les mouvemens nécessaires, sans altérer la sûreté de son effet; & c'est-là le défaut de celle-ci, parce qu'elle a d'ailleurs de quoi satisfaire aux différens mouvemens dont la tête est susceptible, ainsi qu'à ceux d'une partie de l'épine.

M. *le Vacher*, Maître en Chirurgie, a construit une machine sur le même principe de M. *Roux*. Il a supprimé toutes les pièces qui pouvoient donner trop de liberté aux mouvemens de la tête, & a rendu moins flexible celle qui accompagne l'épine; ce qui donne à ce moyen plus de solidité, mais le rend aussi bien plus gênant.

Ces deux machines étant faites ſur le même principe , ſont ſuſceptibles à-peu-près des mêmes défauts quant à la fin qu'on s'en propoſe. La première pèche par donner trop de liberté au ſujet qui en fait uſage; & la deuxième , par n'en pas donner aſſez : car, malgré que cette dernière puiſſe produire l'extenſion de l'épine, il ne s'enſuit pas que le ſujet puiſſe la ſoutenir entiérement, par la trop grande gêne qu'elle peut lui cauſer ; c'eſt ce qui contraint ceux qui ſoignent à ſe relâcher ſur la puiſſance de cette machine , afin de donner au ſujet l'aiſance néceſſaire à pouvoir la ſupporter ; dans ce dernier cas, elle redevient dans ſon effet, à quelque choſe près, égale à la première.

Je ne diſconviens pas cependant qu'un ſujet qui voudroit conſtamment la ſupporter, n'en retiraſſe un bon effet quant à l'épine; mais jamais cette machine ſeule ne pourra ſuffire à l'entière guériſon d'un Rakitique.

Obſervations ſur les précédentes machines.

Il m'a toujours paru ſurprenant de voir que tant de grands Maîtres ſe ſoient fixés, dans les recherches qu'ils ont faites pour obvier aux difformités que cauſe le Rakitis, ſur des moyens propres à ſoulever les parties ſupérieures des ſujets qui en ſont affectés. C'eſt, à la vérité, ce qui ſe préſente le plus naturellement à l'eſprit, lorſqu'on conſidère une épine déviée; mais auſſi doit-on convenir que ſi l'on réfléchit attentivement ſur ce principe, on trouvera que tous les effets qu'on s'en promet dans la ſpéculation, doivent être abſolument impoſſibles dans la pratique, & cela par pluſieurs raiſons.

La première eſt, que toute opération qui tend à nous ſoulever par la partie ſupérieure, ſoit en ſaiſiſſant la tête, ſoit même par le deſſous des bras, eſt évidemment contre nature, & par conſéquent doit être réputée impraticable dans le fait en queſtion.

La ſeconde, qui n'eſt qu'une ſuite de la

première, est que tous les ligamens des vertébres, sur-tout ceux du côté creux des courbures, s'y trouvent dans une tension outrée ; & qu'après avoir été trop dilatés par des extensions extraordinaires, les opposés doivent nécessairement s'en ressentir, au point même d'altérer les forces du sujet.

La troisième est, que la pondérosité étant une qualité intime à tous les corps en général, nous ne devons pas douter qu'elle ne soit très-essentielle à notre conformation, & que la nature n'en fasse un usage dont nous ne connoissons peut-être pas toute l'étendue : d'où il suit, que les parties inférieures étant faites pour supporter les supérieures, on doit toujours tendre à les rappeller chacune à leur fonction, sans les en éloigner, n'étant pas dans l'ordre de la nature de soulever des parties qui doivent être livrées à leur propre gravité.

Pour terminer cette Observation, je dis, que quand même on accorderoit à ces ſortes de moyens la faculté d'opérer un redreſſement efficace de l'épine (ce qui leur eſt impoſſible de faire), on n'auroit pas droit d'en attendre une ſuppreſſion totale de toutes les difformités de la taille, car l'exhauſſement de pluſieurs parties n'en ſubſiſteroient pas moins : telle ſeroit l'une ou l'autre des omoplates, une partie extérieure de l'eſtomac, ſoit la droite ou la gauche, les côtes flottantes de l'un ou l'autre côté, les hanches mal diſpoſées, les épaules déclinantes ſur le plan du baſſin, &c.

C'eſt un fait conſtant, que toutes ces difformités trop ſaillantes ne diſparoîtroient pas, quand même le redreſſement de l'épine ſeroit entier, vu leur trop grand accroiſſement; il n'y auroit tout au plus qu'une diminution dans quelqu'une des parties, & nullement dans d'autres ; de ſorte qu'en ſuppoſant que de tels moyens fuſſent propres pour l'épine, ils ſeroient encore très - imparfaits pour toutes les autres difformités; mais, à dire vrai, l'expérience nous fait voir qu'ils ſont inſuffiſans pour l'entier redreſſement de la colonne épinière, & tout-à-fait inutiles pour toutes les autres parties.

EXPOSITION

D'UN NOUVEAU CORPS ÉLASTIQUE,

Ou moyen des plus efficaces pour empêcher les progrès du Rakitis, & pour en corriger les effets.

APRÈS avoir démontré l'invalidité des corps, pour remédier aux difformités du Rakitis, comment oser remettre en thèse une question qui paroît aussi opposée qu'est celle dont il s'agit? Comment pouvoir détruire un préjugé si légitimement établi contre l'usage des corps, ayant fait connoître combien cet usage est dangereux en certains cas? Comment enfin entreprendre de prouver qu'il n'y a que ce seul moyen pour remédier commodément & efficacement aux difformités du Rakitis? Rien ne paroît plus paradoxe. C'est cependant une exacte vérité dont la preuve se soutient par l'expérience continuelle : vérité dont on n'aura pas lieu de douter par ce qui va être rapporté, après avoir fait l'expoſition des pièces qui conſtituent ce nouveau corps élaſtique.

L'aſpect de ce nouveau corps ne préſente que trois pièces principales : ces trois pièces en renferment, dans leur intérieur, trente-deux autres, dans les cas les plus ſimples, & quelquefois trente-huit, quand l'occaſion l'exige. Il y a celles du col, qui ſont au nombre de ſix moyennes, & trois petites ; ce qui fait en tout cinquante pièces principales, qui entrent dans ſa compoſition, ſans les quatre-vingt-quatre rivets qui ſervent à la liaiſon, & affermiſſement de toutes les parties.

On imagineroit d'abord qu'un corps compoſé de lames élaſtiques, faites d'un métal préparé, doit être fort peſant, ſi l'expérience ne prouvoit le contraire, & ne faiſoit voir que ceux qui ont été exécutés pour des perſonnes de dix-huit à dix-neuf ans, fort grandes de taille, ne pèſent qu'aux environs de trois livres & demie les plus lourds, &

ceux des plus jeunes, une livre & demie tout recouverts : ainſi nul inconvénient pour le poids.

Je crois qu'on auroit tort, ſi l'on croyoit pouvoir ſupprimer quelque pièce pour ſimplifier cet ouvrage ; car elles y ſont toutes néceſſaires, & ce ſeroit commettre un abus.

Je n'entrerai point ici dans le détail des fonctions particulières de chaque pièce qui conſtituent ce nouveau corps ; cela ne peut ſe faire que dans un traité complet, accompagné de figures : je décrirai ſuccintement ce qui ſuit de ſon uſage.

Ce corps élaſtique a tout l'extérieur, la grace & l'élégance des corps ordinaires les mieux faits : il a, outre ſes propriétés particulières, la faculté de conſerver ſa forme agréable, juſqu'au dernier tems de ſa durée. Muni de deux pièces qui couvrent les hanches, il a encore, de plus que les autres, la pièce du col qui lui eſt acceſſoire.

Conſerver ſa forme & être élaſtique ſont les qualités propres de ce nouveau corps, d'où dépendent une grande partie de ſes propriétés. Mais on ne peut en attendre de bons effets qu'autant qu'il ſera exactement conſtruit ſuivant les principes du nouvel Art.

La première choſe qu'on doit ſe propoſer dans cette conſtruction eſt de former un tuteur qui convienne à la ſituation de la jeune plante humaine qu'on veut redreſſer. De là ces nouveaux corps ne doivent jamais toucher le ſujet que ſur les endroits qui ſont plus ſaillans qu'ils ne doivent être ; c'eſt ce qui fait qu'en général ils ne forment que trois points d'appui principaux ; & que s'il s'en trouve un quatrième, & quelquefois un cinquième dans les ſujets qui menacent de devenir des plus contrefaits, alors l'effort d'un ſeul doit ſe partager à pluſieurs ; ce qui produit un objet très-délicat pour l'Artiſte, & qui demande beaucoup de prudence & de méthode.

Il eſt viſible qu'en ſuivant adroitement ce principe des trois points d'appui, qu'il n'eſt pas poſſible d'altérer aucunement les fonctions des viſcères ; & que dans les cas même

même les plus difficiles, comme ceux des quatre & cinq points, ainſi que dans la naiſſance de la giboſité régulière, qui eſt une des plus difficiles à réduire, l'Artiſte intelligent peut trouver le moyen de ne point nuire à l'organe de la reſpiration : le tout conſiſte à ſavoir employer diſcrétement les ſecours de l'Art, & à mettre à profit les reſſources de la nature; article qui mérite beaucoup d'attention, & que l'Artiſte ne peut jamais trop étudier.

Il y a une prévention aſſez commune parmi certains Maîtres de l'Art; c'eſt, diſent-ils, que la compreſſion eſt à craindre, & peut être fort dangereuſe.

Cette objection eſt juſte dans bien des cas; mais elle ne peut avoir lieu que dans l'uſage des corps baleinés, & garnis de la manière qu'il a été dit, leſquels ne peuvent agir que par une compreſſion trop étendue.

Le corps élaſtique agit tout autrement : ſon effet eſt entiérement oppoſé aux autres, puiſqu'il n'opere que par des répulſions ;

qualité fort différente, & qu'il eſt eſſentiel de ne point confondre.

Pour qu'il n'y ait aucun équivoque dans ce qui vient d'être dit, je dois expliquer ce que j'entends ici par les effets de compreſſion, & ceux de répulſion.

La compreſſion dont il s'agit eſt l'effet que produit un corps ordinaire ſur le ſujet à qui on l'applique, quand il eſt muni de quelque pièce miſe à deſſein de remédier à la trop grande ſaillie de quelqu'une des parties du tronc, comme il arrive ſouvent à l'une ou l'autre des omoplates, ainſi qu'à quelque partie latérale de l'épine, quand elle eſt trop bombée : alors la partie affectée ne ſe trouve repouſſée qu'autant que les parties flexibles du corſage qui entourent le ſujet, tirent à elles cette pièce deſtinée à repouſſer la trop grande ſaillie; ce qui ne peut ſe faire, ſans qu'il n'arrive une compreſſion ſur preſque toutes les parties circulaires du *thorax*, qui correſpondent à l'étendue du bombé : car plus cette plaque appuie ſur l'endroit pour lequel elle eſt deſtinée, plus celui qui lui eſt oppoſé eſt attiré vers elle, & à proportion toutes les parties du contour.

On voit aiſément que cette compreſſion, qui agit ſur toutes les parties circulaires, dirige ſon action de toute part vers le centre; à raiſon de quoi elle peut être appellée centrale : d'où il ſuit, qu'elle ne peut ſe faire ſans cauſer des douleurs très-violentes ſur la partie affectée, & ſans que toutes les parties intérieures ne ſoient gênées dans leur fonction, au point de troubler dangereuſement l'économie animale.

La répulſion du nouveau Corps élaſtique eſt fort différente. Son effet, le plus commun, ne s'opère que par trois points d'appui, qu'il eſt rare de trouver dans des directions diamétralement oppoſées l'une à l'autre, vu que les points répulſifs forment toujours un triangle, dont le plus grand angle eſt obtus ; c'eſt de quoi l'on peut ſe convaincre, ſi on fait attention que l'une ou l'autre des hanches forme le premier point, la pièce du col le deuxième, & les environs du milieu du *thorax* le troisième, tel soit le côté de ce dernier point répulsif.

Quand il se trouve des cas où deux points répulsifs sont diamétralement opposés l'un à l'autre, ou sur la même ligne de direction, alors les parties, qui sont latérales à cette direction, ne ressentent aucune compression centrale; bien au contraire, car ces mêmes parties sont toujours chassées au dehors par l'effet des répulsions opposées, & par l'élasticité naturelle des côtes qui les déterminent à cette action; ce qui s'effectue avec d'autant plus de facilité, que ces parties latérales trouvent toujours des places vuides, que le nouveau Corps élastique peut leur ménager: propriété qui lui est particulière, & qu'on ne peut trouver dans les autres.

Le cas de la gibosité régulière, & celui des deux points répulsifs diamétralement opposés, sont, sans contredit, des plus critiques, & conséquemment aussi délicats que difficiles à traiter, par la pluralité des considérations que l'Artiste doit avoir tout-à-la-fois.

Quand la giboſité régulière eſt entiére-ment formée, elle eſt ſans remède : mais ſi elle n'eſt que naiſſante, c'eſt-à-dire, qu'elle ne faſſe que commencer à ſe caractériſer, alors il eſt poſſible d'en prévenir les ſuites par les corps élaſtiques, & d'en empêcher les effets. L'un des cas le plus difficile, & le pis de tous, eſt celui où l'épine eſt jettée ſous l'une ou l'autre des omoplates : dans cet état, outre ſa déviation verticale, elle ſe tourne encore ſur ſon plan, en telle ſorte, que les apophyſes d'un côté ſortent en dehors pendant que leurs oppoſés rentrent en de-dans; ce qui produit des formes différentes dans la jonction des côtes avec les vertèbres, à peu près ſemblables à la figure d'un S & d'un C, oppoſés l'un à l'autre, leſquelles lettres aſſemblées, repréſentent la ſituation des côtes dans la partie poſtérieure, ſuivant leur plan, le C formant le côté bombé, & l'S formant le côté creux.

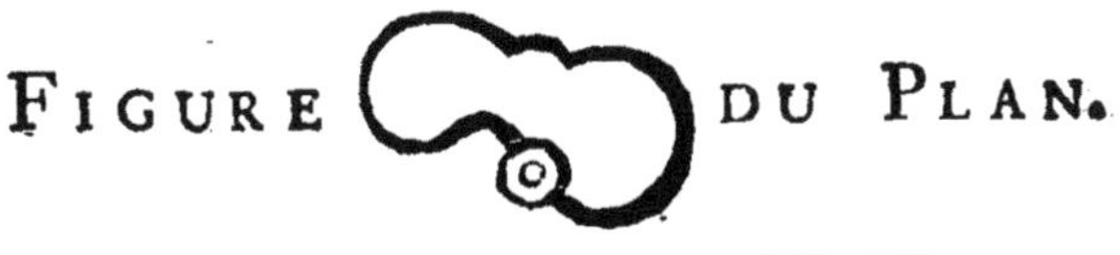

FIGURE DU PLAN.

CURE
PAR LE CORPS ÉLASTIQUE.

PREMIÈRE EXPÉRIENCE.

LA première application du nouveau corps élaſtique a été faite en 1759, ſur une Demoiſelle de quatorze ans, qui étoit préciſément dans le dernier des cas cités. Son épine ne formoit qu'une ſeule courbe, depuis la troiſième vertèbre cervicale, juſqu'à la dernière des lombes. L'omoplate droite couvroit la partie de l'épine qui lui correſpondoit; tout le bombé en général ſe jettoit auſſi du côté droit, & donnoit lieu à la partie inférieure de la courbure des fauſſes côtes du côté gauche, d'entrer en partie dans le baſſin. L'omoplate droite ſe trouvoit fort exhauſſée poſtérieurement: ce qui rendoit la partie ſupérieure de l'épaule plus haute de quatorze lignes que la gauche. La hanche de ce côté étoit auſſi plus élevée que la droite, & extraordinairement ſaillante ſur la perpendiculaire qui raſoit le plein des côtes ; ce qui forçoit la tête, par la néceſſité de l'équilibre, de ſe porter ſur l'épaule gauche d'environ treize lignes de plus que ſur la droite.

Ce détail prouve aſſez la mauvaiſe ſituation de cette jeune perſonne, qui n'a commencé d'être affectée du Rakitis, qu'à l'âge d'environ huit ans. Quoiqu'elle ait toujours été d'une complexion des plus délicates, elle n'a jamais eu (avant d'être affectée) d'autre maladie que la rougeole & la petite vérole volante.

Lorſque je fus ſur le point de l'entreprendre, j'invitai M. *Roux* de l'examiner, & de vouloir conſtater ſon état, tant intérieur qu'extérieur, afin de ſuivre de concert cette première application dans toute ſon étendue, autant que le cas nous le permettroit.

Il y avoit déja ſix ans que cette Demoiſelle avoit commencé à ſe difformer, & chaque jour augmentoit ſucceſſivement le désordre de sa taille, & ajoutoit encore à sa situation une si grande anxiété, qu'elle préféroit la mort à la vie. Elle avoit passé par les mains de plusieurs Tailleurs, lesquels voulant remédier à sa mauvaise situation par des corps garnis, tels que ceux dont j'ai parlé, avoient considérablement altéré son tempérament, & encore augmenté son déplorable état.

J'avois donc plusieurs difficultés à combattre dans cette entreprise. 1°. Un tempérament très-délicat, que je trouvois trop altéré pour que j'osasse me promettre que le sujet pût constamment, & sans danger, soutenir une gêne inévitable, qui dure quelquefois douze ou quinze jours dans des cas semblables. 2°. La trop grande difformité de sa taille ne me paroissoit pas de nature à pouvoir en espérer de grands succès, surtout au regard de la partie de l'épine correspondante aux omoplates, que j'ai toujours regardé devoir être irréductible.

Je savois, en outre, que M. Roux étoit ennemi déclaré contre l'usage des corps;

& je n'oſois lui propoſer ſans crainte un moyen dont le nom ſeul lui étoit ſuſpect. Mais j'eus l'avantage (après lui avoir démontré mon principe des trois points d'appui) d'en obtenir un ſuffrage digne de m'encourager, & de diſſiper la plus grande partie de mes doutes.

Alors je ne balançai plus à faire la première application du nouveau corps élaſtique; &, vingt-quatre heures après, M. *Roux* fut ſurpris de voir dans notre foible ſujet un extérieur très-différent de celui qu'il avoit vu la veille. Il trouva cette Demoiſelle d'un air diſpos & d'un fort bon appétit, malgré la gêne que cauſe ordinairement ce nouveau moyen dans les premiers jours qu'on en fait uſage.

Environ ſix ſemaines après, je fus invité d'examiner cette Demoiſelle, & je trouvai que les fauſſes côtes gauches étoient ſorties du baſſin; les hanches déja rapprochées de leur état naturel, & la partie inférieure de la colonne vertébrale en partie redreſſée. Je communiquai ce fait à M. *Roux*, qui me dit, que cela méritoit confirmation.

Quelques jours après, je m'aſſurai du fait, & j'invitai M. *Roux* à un nouvel examen. Le jour pris, avant que de faire ôter le corps, nous meſurâmes la hauteur du ſujet; le corps ôté, nous trouvâmes les hanches rapprochées de leur ſituation naturelle; le bas de l'épine redreſſé; le fort du bombé au-deſſous de l'épaule droite ſenſiblement diminué de ſon premier état; la tête un peu rapprochée vers ce même côté.

Nous lui fîmes faire pluſieurs fois le tour de la chambre, afin de nous aſſurer ſi les parties replacées ne retomberoient pas auſſitôt dans leur mauvais état; mais nous eûmes la ſatisfaction de les voir ſe maintenir dans la même ſituation où le corps les avoit miſes: c'eſt de quoi nous nous aſſurâmes, en faiſant uſage de la meſure, qui nous prouva que le ſujet n'avoit rien perdu de ſa hauteur dans le petit exercice que nous lui fîmes faire.

Environ trois mois après, nous fîmes les mêmes obſervations, & nous trouvâmes que notre ſujet ſe redreſſoit de plus en plus, &

prenoit de l'embonpoint; ſon tempérament ſe fortifioit autant que le peut permettre une conſtitution des plus délicates. M. *Roux* ſe trouva ſi pleinement perſuadé de l'efficacité de ce nouveau corps élaſtique, qu'il en fit une mention avantageuſe dans la thèſe qu'il ſoutint quelque tems après, & dont j'ai parlé.

Ces expériences me confirmèrent dans l'opinion où j'ai toujours été, *que les ſucs nourriciers pouvant trouver des places vuides où ils puiſſent s'introduire avec liberté, ſans en être rechaſſés ſubitement, ne peuvent manquer d'y prendre l'état de concrétion qui leur eſt propre, & d'augmenter ainſi les parties qui ſont en défaut dans le genre pour lequel ces ſucs ſont deſtinés.*

Pour l'intelligence de cette propoſition, il faut conſidérer l'épine dans la ſituation où je l'ai décrite ci-deſſus, formant l'arc depuis la première vertèbre dorſale, juſqu'à la dernière des lombes.

Dans cette ſituation, il eſt aiſé de ſentir que les parties intérieures de la courbure ſont celles qui ſe trouvent en défaut de nourriture, & qu'elles ſont auſſi en ſouffrance par la ſurcharge du poids des parties ſupérieures, qui compriment de plus en plus les parties latérales des vertèbres, en avançant vers la baſe de la colonne vertébrale. Voilà donc deux cauſes qui agiſſent toutes à la fois, & le défaut de nourriture, & l'obſtacle que forme le poids des parties ſupérieures, qui empêche les ſucs nourriciers de s'inſinuer où il en eſt beſoin.

Pendant que ces deux cauſes agiſſent ainſi, il en eſt encore deux autres qui n'opèrent pas avec moins de force : c'eſt la dilatation des vertèbres du côté bombé de l'épine, d'une part, & de l'autre, la ſurabondance de nourriture qu'elle y cauſe. Car il eſt évident que plus le côté creux de la courbure eſt comprimé, plus le convexe eſt dilaté : & comme la nourriture ſe porte naturellement de ce côté-là plus que de l'autre, cette dilatation lui fournit encore un double moyen de s'y accumuler, par l'aiſance qu'elle trouve à s'y maintenir : ce qui produit une deuxième cause sur ce côté, qui, jointe à la première & aux deux autres du côté opposé, forment ensemble quatre causes qui concourent à la courbure de l'épine d'un sujet abandonné à lui-même.

Par notre corps élastique, il en arrive tout autrement quand un sujet y est maintenu. Les trois points d'appui agissant continuellement sur l'épine, obligent toutes les parties du côté creux à se dilater ; ouvrant ainsi les capsules & les pores, ils se trouvent propres à recevoir les sucs nourriciers qui peuvent s'y porter, leur laissant le tems de s'y maintenir, & d'y prendre l'état de concrétion qui leur est nécessaire.

Le côté bombé se trouve à son tour dans une action toute opposée à celle où il étoit lorsque le sujet n'étoit point maintenu. Ici toutes les parties ne tendent qu'à se comprimer à proportion de ce qu'agissent les points d'appui, & en conséquence refusent le superflu de la nourriture, qui ne pouvant plus y séjourner avec la première liberté, est obligée de se porter ailleurs.

L'explication que je viens de faire des effets du corps élaſtique, eſt générale pour tous les cas.

Dans celui-ci l'opération eſt plus facile à ſaiſir que dans tous les autres, parce que les points d'appui ſont les plus éloignés qu'ils puiſſent être, & opèrent de la manière la plus ſimple : mais il n'en eſt pas de même pour tous les autres cas où les points d'opération ſont de plus en plus difficiles à concilier, quoiqu'agiſſant toujours ſur le même principe.

Je me diſpenſe d'en traiter ici, parce que la difficulté en eſt trop grande pour qu'on puiſſe démontrer leur effet par le ſeul diſcours. Il faudroit nombre de figures pour en rendre l'explication plus intelligible ; c'eſt ce qu'on ne peut faire dans un ſimple Mémoire.

Avant que de finir l'article de cette première application du corps élaſtique, je dois dire quel en eſt le régime.

Lorſqu'une fois l'application de ce corps eſt faite ſur un ſujet, il ne faut plus lui ôter que pour l'inſtant qu'on le change de linge, & on doit lui remettre auſſi-tôt ; ce qui ſous-entend qu'on doit le porter nuit & jour.

Dans les huit premiers jours de l'uſage, on donne un peu de relâche au corps par le moyen d'une pièce qui en favoriſe l'effet.

Quand les ſujets ſont fortement affectés, ils reſſentent ordinairement une laſſitude ou mal-aiſe dans toute la médule ſpinale, qui dure quelquefois trois ou quatre jours : alors il faut qu'ils ſe repoſent environ une heure ſur le lit ; après quoi, on doit les faire promener autant qu'il ſera poſſible, & répéter toujours cet exercice ; c'eſt-à-dire, qu'il les faut faire repoſer deux ou trois fois le jour, & occuper les intervalles par autant de promenades ou autres exercices qui les tiennent ſouvent en action.

Il eſt aſſez ordinaire de voir l'appétit des Rakitis s'augmenter, après quatre ou cinq jours d'uſage du corps élaſtique.

Quant au régime de vie, lorſque le Rakitis eſt ſeul, ou ſans autre maladie compliquée, on doit toujours s'attacher aux alimens qui peuvent former la meilleure nourriture, & faire enforte de s'abftenir de tout ce qui peut être indigefte & de trop haut goût.

Je ne crois pas qu'il y ait aucune maladie qui requère plus de diffipation, dans le tems du traitement, que le Rakitis. J'ai vu à ce fujet des chofes fingulières, dont j'aurai peut-être occafion d'en rapporter quelques-unes dans la fuite.

On ne peut trop recommander d'infpirer de la gaité, beaucoup de diffipation & d'exercice.

Voilà, il eft vrai, un régime un peu différent de celui qu'on fuit ordinairement; mais il m'a toujours réuffi.

C'eft ainfi que j'ai conduit cette première application du nouveau corps élaftique; elle m'a fervi de règle générale pour tous les autres cas.

Il y en a cependant quelques-uns qui, fans fortir du principe, font fufceptibles de certaines exceptions que je ne peux rapporter ici, mais dont on peut prendre une idée

dans

dans la démonſtration explicative de ſes effets.

Outre que M. *Roux* fut témoin de cette première application & de ſes effets, M. *Lori*, Docteur-Régent de la Faculté de Paris, & de la Commiſſion Royale, ainſi que M. *Tenon*, Démonſtrateur de Saint-Côme & de l'Académie Royale des Sciences, ont connoiſſance du fait ; & s'ils n'euſſent viſité la partie de l'épine correſpondante aux omoplates (dont j'ai ci-devant dit devoir être irréductible), ils auroient eu peine à croire l'expoſé qui leur fut fait de la premiere ſituation où étoit cette Demoiſelle lors de ſon premier état : ſituation telle que j'en ai fait le détail ci-deſſus, & qui fut atteſtée par M. *Roux*. C'eſt ce qui porta M. *Lori* à me dire obligeamment, *que je pouvois me flatter d'avoir rendu un ſujet à ſa famille.*

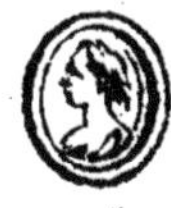

CURE SINGULIÈRE,

Par la voie des Méchaniques.

LA première cure que j'ai faite mérite bien que j'en faſſe ici le récit hiſtorique avec toutes ſes circonſtances.

En 1746, MM. *Morand* & *Guérin*, tous deux de l'Académie Royale de Chirurgie, ainſi que deux grands Médecins, furent appellés en conſulte par M. le Duc d'A*** pour décider ſur ce qu'il y auroit à faire pour retirer Mademoiſelle ſa fille du mauvais état où elle étoit. Cette Demoiſelle avoit alors environ huit ans : ſa ſituation étoit telle, que preſque toutes les vertèbres lombaires ſe courboient en avant, & retomboient dans le baſſin d'une manière fort irrégulière. Tous les ligamens vertebraux étoient tellement relâchés, qu'ils permettoient à cette partie de l'épine de prendre la forme, à-peu-près, du bas d'un chapelet; & lorſqu'on la ſoulevoit par deſſous les bras, elle s'allongeoit d'environ cinq pouces de plus que dans ſa poſition ordinaire : il eſt aiſé de ſentir combien le tempérament de la jeune perſonne étoit altéré par cette mauvaiſe diſpoſition. Il fut arrêté de la tenir ſuſpendue d'une manière moins déſagréable que par la ſuſpenſoire Angloiſe, & en même tems plus commode. Ayant été auſſi appellé à cette conſulte, je fus chargé de faire exécuter cette ſuſpenſion telle que je la jugerois être la plus convenable.

Comme l'épine n'étoit affectée qu'en ce ſeul endroit des lombes, & qu'en général toutes les autres parties oſſeuſes ne l'étoient aucunement, je fis exécuter une machine, qui conſiſtoit en une eſpèce de marche-pied un peu plus large que l'emplacement d'une chaiſe ordinaire, ſurmonté de deux pilliers, maintenus, par le haut, d'une traverſe cintrée qui en faiſoit le couronnement; la hauteur totale n'étoit qu'environ un quart plus que celle d'un ſiége ordinaire. Un peu au deſſous du cintre étoit un petit treuil avec ſon enclitage, qui portoit deux cordons de ſoie, attachés chacun à leur ſoubraſſière.

A la hauteur du deſſous des genoux ſe trouvoit une traverſe, portant un petit ſiége, qui pouvoit s'incliner plus ou moins ſuivant le beſoin. Cette machine fut fort approuvée de Meſſieurs de la conſulte, comme étant très-propre à donner une extenſion graduée d'une manière des plus commodes. Cependant je ne pus m'empêcher de leur dire, que je craignois bien que l'enfant ne pût ſoutenir long-tems cette épreuve, vu ſa trop grande délicateſſe & foibleſſe de tempérament; mais comme il fut décidé qu'il n'y avoit point d'autre reſſource pour ſa guériſon, ſinon les moyens méchaniques, l'on ne balança plus ſur le choix. On employa donc la machine; mais au bout de neuf à dix jours, les fièvres ſe mirent de la partie : on ſe trouva obligé d'abandonner cette ſorte de traitement, & de condamner l'enfant à finir ſes jours dans un Couvent; car il étoit bien démontré que ſa ſituation le rendoit abſolument inétabliſſable.

M. le Duc ſe voyant ſans reſſources du côté de MM. de la conſulte, vint me ſolliciter pour prendre ſoin de Mademoiſelle ſa fille, en m'invitant de lui trouver quelqu'autre moyen moins apparent & qui pût efficacement remédier à ſon déplorable état : mais le problême me paroiſſant trop difficile à réſoudre, je lui dis, que les Maîtres l'ayant abandonnée, il ne me convenoit pas de l'entreprendre ; & que d'ailleurs je ne me ſentois point de capacité ſuffiſante à pouvoir ſatisfaire à la queſtion.

Toutes mes raiſons de retraite ne purent m'éviter ſes inſtances réitérées, qui ne finirent qu'après lui avoir dit que je verrois de nouveau, ſans cependant qu'il dût compter ſur moi. Six jours après il revint pour me demander ſi je lui avois découvert quelqu'objet d'eſpérance : j'avoue que ne voyant pas pour l'inſtant quel moyen pouvoit fournir le plus d'eſpoir, je n'eus d'autre réponſe à lui faire, ſinon, que le tems ne m'avoit pas permis de me livrer à la recherche qu'il exigeoit de moi.

Quatre jours après, M. le Duc revint à la charge, avec Madame la Ducheſſe, & en prenant le ſtyle de compliment, il me dit, que n'ayant rien pu gagner ſur moi par toutes ſes ſollicitations, il eſpéroit que celles d'une mère des plus affligées, jointes à celles d'un père qui ne l'étoit pas moins, produiroient ſur moi quelqu'effet capable de vaincre toute réſiſtance. Il eſt vrai de dîre, que jamais l'amour conjugal n'a excité d'expreſſion mêlée de larmes qui marquaſſe mieux le plus tendre attachement de père & de mère à leurs enfans. Ce tableau, ſi peu commun & ſi capable de réveiller les ſentimens d'humanité, me força, je l'avoue, de prendre part à la ſituation de la jeune Demoiſelle, perſuadé que ſi je pouvois remédier à ſon mauvais état, que ce ſeroit ſoulager trois perſonnes à la fois; en conſéquence je leur promis que ſous huit jours je leur ferois ſavoir ſi je trouvois lieu de l'entreprendre ou non.

Mon embarras n'étoit pas peu de chose, car, dans la consulte, l'emploi des corps & des suspensoires avoient été entiérement proscrit : en outre, il falloit encore que le moyen indiqué fût de nature à n'être apperçu de personne : delà, il est aisé de juger de la difficulté de l'entreprise par la rigueur des conditions. Enfin, pour résoudre la question, il fallut me rappeller les observations faites dans l'examen qui fut fait le jour de la consulte, où M. *Morand* me fit observer un effet singulier qui se passoit dans l'épine, & voici comment.

Lorsqu'on faisoit baisser le sujet en devant, après l'avoir soulevé par dessous les bras, la partie en désordre formoit une courbe régulière ; &, en le tenant tout droit, si on l'abandonnoit dans cette situation, les vertèbres lombaires retomboient aussi-tôt dans leur désordre. Cette espèce de phénomène devint pour moi le point d'indication : je compris que si je pouvois maintenir cette courbe assez long-tems, pour que les sucs nourriciers pussent prendre consistance dans les parties latérales des inteſtins vertebraux, qu'après cela il ne me ſeroit plus difficile de redreſſer entiérement l'épine ; car il ne s'agiſſoit plus alors que de conſerver cette courbe le tems néceſſaire, & en telle ſorte que le ſujet n'en fût point gêné, & qu'il pût ſe trouver dans une poſition commode & préſentable tout le tems du traitement.

Toutes ces conſidérations différentes furent remplies par le deſſein & la conſtruction d'un petit fauteuil, qui ne diffère de l'ordinaire qu'en ce que le fond du ſiége peut s'enfoncer dans ſa partie inférieure & poſtérieure au moyen de deux charnières fixées ſur la partie du devant, & qui peut ſe tenir à la hauteur deſirée par un cliquet, dont le bec entre dans une pièce graduée. Le doſſier eſt auſſi à charnière, pouvant s'incliner plus ou moins ſuivant le beſoin, & retenu par deux pièces d'acier en crémaillère, qui joignent à l'un des côtés de chaque bras.

Tout ceci bien concerté, j'en préſentai le deſſein au Duc & à la Ducheſſe ; & après l'explication faite des avantages qu'on avoit lieu d'eſpérer de cette conſtruction, je fus invité de faire exécuter promptement ce petit meuble, & d'y donner toute l'élégance & la propreté poſſible; en effet, le velours, galon d'or, ſculpture, tout fut employé pour faire un fauteuil proportionné à la qualité, à l'âge & à l'utilité de la perſonne qui devoit en faire uſage.

Lorſque ce méchaniſme, qui n'avoit nullement l'air d'une machine, fut exécuté, on en fit l'expérience: la Demoiſelle aſſiſe n'y reſſentoit aucune gêne ni contrainte; elle étoit auſſi libre qu'on peut l'être dans tout autre ſiége, & en conſéquence maîtreſſe de prendre tous les exercices qu'on peut prendre lorſqu'on eſt aſſis.

Je me diſpenſe de rapporter toutes les marques de joie qu'excita l'eſpérance à la tendreſſe du père & de la mère, juſqu'à l'enfant même, qui témoigna un contentement très-marqué; enfin tous ſembloient preſſentir la guériſon entière, telle qu'elle eſt arrivée.

La conduite qu'on a tenue pour mener cette cure à ſa fin, étoit très-facile ; il n'y avoit autre choſe à faire que de porter le ſujet de ſon lit dans ſon fauteuil, ſans lui laiſſer poſer les pieds à terre. Lorſqu'elle avoit quelques beſoins, on la ſoutenoit aſſez pendant ſes fonctions pour que les vertèbres lombaires ne retombaſſent point en déſordre; & auſſi-tôt on la replaçoit dans ſon fauteuil. Toutes les ſemaines on relevoit le fond du ſiége d'un cran ou deux, ſuivant l'affermiſſement des parties affectées, & proportionnellement au progrès de leur nutrition : enfin, *gradatim* l'entière guériſon s'eſt ainſi faite.

Cette Demoiſelle eſt aujourd'hui Madame la Marquiſe de T*** & mère de ſept enfans.

Lorſqu'il fut queſtion de ſon mariage, la délicateſſe de M. le Duc & de Madame la Ducheſſe ne leur permit pas d'en traiter ſans faire au préalable une conſulte ſemblable à la première, pour ſavoir ſi elle étoit réellement établiſſable ; mais le réſultat ſe trouva fort différent du premier ; car tous les Conſultans la déclarèrent très-mariable, & affirmèrent chacun leur opinion par leur ſignature : on voit clairement qu'ils ne ſe ſont point trompés, puiſqu'elle eſt déja, comme il a été dit, mère de ſept enſans.

DEUXIÈME CURE

D'un autre genre

En 1754, Mademoiſelle de B***, fille du Prince de B***, à l'âge de ſix à ſept ans, avoit eu, à l'occaſion des dents, pluſieurs convulſions, qui ſe terminèrent par une affection de paralyſie ſur l'une de ſes hanches. Toute cette partie inférieure en avoit tellement ſouffert, que le tendon d'Achille s'étoit retiré au point de lui dreſſer le pied en telle ſorte, qu'il formoit preſque une ligne droite avec le devant de la jambe; car en poſant une règle ſur l'extrémité du genouil & le bout du pied, on n'appercevoit qu'une ligne & un quart de diſtance à l'endroit du creux que forme l'union de la jambe avec le pied. Tous les remèdes poſſibles, pour le cas où elle étoit, lui furent adminiſtrés; & à pluſieurs repriſes, ſans en avoir pu obtenir le moindre ſuccès.

On s'étoit déterminé, pour dernière reſſource, à lui envelopper la jambe & la cuiſſe avec une peau de mouton, & de la faire porter par une ſous-gouvernante; car il ne lui étoit pas poſſible de pouvoir faire un pas, ni de reſter debout. On tenta, pendant quelque tems, de lui faire porter des bottines, & pour cela faire, pluſieurs Herniers furent employés l'un après l'autre, à deſſein de la faire marcher; mais comme ces différentes conſtructions ne pouvoient lui donner cette faculté, elles devinrent inutiles.

Le Prince ne voyant aucun eſpoir par tous les moyens employés, crut qu'il étoit de ſon devoir paternel de faire encore une conſulte, avant de perdre toute eſpérance. M. *Morand*, l'un des Conſultans, vint me prendre pour m'y adjoindre : la conſulte faite, il fut décidé qu'il n'y avoit rien à eſpérer du côté des remèdes ordinaires; &

que les ſeules tentatives à faire ; étoient du reſſort des Méchaniques : de-là il eſt aiſé de concevoir que toute l'affaire me fut adreſſée.

Je viſitai donc la partie affligée, & je trouvai le tendon d'Achille auſſi roide qu'un nerf de bœuf le plus deſſéché ; & en conſéquence l'articulation n'avoit aucune liberté : les deux derniers doigts du pied étoient tellement tournés en deſſous, que le deſſus portoit à terre lorſque l'enfant y poſoit le pied.

La viſite faite, le Prince me demanda s'il y avoit lieu d'eſpérer, & ce que je comptois faire dans le cas où ſe trouvoit ſa fille ? Je lui dis que j'eſpérois faire marcher la jeune Princeſſe. » Comment prétendez-vous, » répliqua-t-il, faire agir un membre qui, » de lui-même, eſt déja inactif & toujours » très-froid « ? Voici ma réponſe : Vous ſaurez, mon Prince, que je regarde la froideur de cette partie comme accidentelle, & que l'affection de paralyſie pourroit bien n'être pas auſſi forte qu'on la croit ;

c'eſt ce qui me fait eſpérer que l'armature que je me propoſe de faire, rétablira la chaleur naturelle de cette partie, en donnant au ſujet la faculté de marcher, dès le premier jour qu'on en fera l'application. Le Prince, en ſe tournant vers ſa glace, me dit que j'en promettois trop pour être cru. Sur ce propos, je me retirai ſans être apperçu; mais à trois cents pas de l'Hôtel, je me trouvai aſſailli par deux Valets-de-chambre, leſquels me contraignirent de retourner vers le Prince, qui me demanda pourquoi j'avois diſparu ſi promptement? Je lui repréſentai que lorſque la confiance manquoit en telle circonſtance, que le Conſulté devoit être diſpenſé de travail & de réponſe. » Faites, Monſieur, répliqua-» t-il, tout ce que vous jugerez à propos; » mais, après toutes les tentatives déja faites, » il eſt bien permis de douter «. Pour mettre fin au colloque, je dis au Prince que j'expérois lui donner des preuves capables de réduire ſes doutes.

Je me diſpenſe d'expoſer ici la conſtruction

de ce travail, qui ne peut ſe bien expliquer que par le ſecours des figures. Je me bornerai ſeulement au récit de l'uſage qui en a été fait, & aux effets qu'il en a réſulté.

Auſſi-tôt que j'eus exécuté cette armature, j'en fis l'application ſur la jeune Demoiſelle; & elle ne fut pas plutôt munie de ce moyen, qu'elle ſe mit à marcher ſans aide de perſonne. Il n'eſt guère poſſible d'exprimer la joie & la ſurpriſe de la Princeſſe ſa mère, la voyant agir avec une ſorte de facilité à laquelle on ne s'attendoit point. La Princeſſe l'envoya ſouhaiter le bon jour au Prince, qui ne fut pas moins ſurpris de voir venir ſa fille vers lui pour l'embraſſer. De-là elle paſſa dans le jardin, où elle dîna; & s'exerça depuis dix heures du matin juſqu'à ſept heures du ſoir.

Je ne dis rien de toutes les choſes obligeantes qui me furent dites à l'occaſion de ce petit miracle méchanique, qui donna lieu à de plus grandes eſpérances: on ſent aſſez quelle peut être la ſatisfaction d'un père & d'une mère en pareil cas, qui, n'ayant qu'une fille unique, la voyoient hors d'état d'être jamais, ni établie, ni présentable; & conséquemment à charge à elle-même, ainsi qu'à sa famille.

Je crois devoir rapporter un fait qui prouve bien que l'affection de paralysie, chez cette Demoiselle, n'avoit pas toute l'étendue qu'on lui croyoit, comme j'ai dit ci-dessus; car un Valet-de-chambre, voulant lui témoigner la joie qu'il ressentoit de la voir marcher, lui dit, en plaisantant, qu'il voudroit bien avoir un coup de pied de sa façon; elle ne manqua pas de lui donner satisfaction entière, & à tel point, que l'os d'une de ses jambes fut en partie dépouillé par le bout du soulier de l'armature : il en eut pour environ deux mois à se faire guérir. Ceci devint une preuve que toute la partie inférieure n'étoit point entiérement affectée de paralysie, comme on l'avoit conjecturé.

Tout ceci arriva le premier jour qu'elle fit usage du moyen employé : Voici maintenant quelles en furent les suites.

Cette

Cette armature étoit conſtruite de façon qu'elle avoit une pièce graduée qui limitoit la flexion que le pied pouvoit prendre par l'exercice d'un certain tems ; & lorſque le tendon d'Achille avoit cédé à la diſtance limitée, on la changeoit pour un autre poſition , & toujours de même juſqu'à l'entière réduction du tendon & replacement du pied, qui, au bout de trois ans & demi environ , s'eſt trouvé égal à l'autre.

Il eſt bon d'obſerver que pendant le tems qu'a duré cette cure , l'impatience de la Princeſſe lui a fait conſulter d'autres Médecins que les premiers, dont nous avons parlé ci-deſſus.

Ceux-ci ayant conſeillé les eaux de Barège, on y a fait pluſieurs voyages , ſans doute dans la vue d'éteindre un petit accent qui ſe montroit dans ſa marche , & qui cependant lui a toujours reſté ; car je ne préſume pas qu'ils aient prétendu amollir le tendon d'Achille par les douges , puiſqu'à chaque voyage on la ramenoit avec plus de foibleſſe dans les muſcles de la cuiſſe ,

& plus de roideur dans le tendon : cela eſt ſi vrai, que j'étois obligé d'employer de nouveaux artifices à chaque retour de Barrège, pour faire marcher le ſujet; cela ſeul ne m'a jamais permis de douter que les douges n'aient prolongé le tems de la guériſon.

Enfin, cette Demoiſelle eſt aujourd'hui Madame la Princeſſe de P***, mère de pluſieurs enfans, qui, ſans le ſecours d'aucune machine, marche & agit librement : c'eſt ce dernier objet, & non l'affection de paralyſie, que je m'étois propoſé de traiter, en commençant mon travail, & qui a été heureuſement rempli en le finiſſant.

TROISIÈME CURE

De même genre.

MONSIEUR *Villar*, Chirurgien, m'amena en 1768, Mademoiſelle H***, âgée de dix-neuf à vingt ans. Elle avoit le tendon d'Achille retiré, (mais cependant pas ſi fort que celui de la jeune Princeſſe dont j'ai parlé) avec affection de paralysie dans la hanche ; & elle ne pouvoit marcher qu'à l'aide d'une béquille. L'application d'une armature, semblable à celle de ci-dessus, lui donna la facilité de marcher dès le premier jour sans béquille.

Ayant fait usage de ce moyen pendant deux ans environ, le pied s'est rendu égal à l'autre : elle marche actuellement avec liberté, & danse le menuet, dans l'occasion, avec autant de grace que si elle n'avoit jamais été incommodée.

QUATRIEME CURE

Faite par le nouveau Corps élastique.

EN 1760, feu M. *Pascot*, Médecin des Armées du Roi, m'amena le fils de M. H***, Grand-Trésorier de France, âgé d'environ dix-huit à dix-neuf ans, dont l'épine étoit tellement courbée contre nature, qu'on avoit employé du crin pour garnir le côté de son habit opposé à sa bosse, la quantité ſuffiſante pour rembourer l'un de mes tabourets. La ſituation de ce ſujet, déja fort & vigoureux, demandoit bien de l'attention de ma part avant que de l'entreprendre. Ayant fait mes obſervations en préſence du Médecin, & communiqué au jeune homme ce que j'en penſois, nous convinmes de tout ce qu'il étoit à propos de faire dans le cas où il étoit.

Je lui fis donc l'application d'un Corps élaſtique : il ſe tint trois ou quatre jours dans ſa chambre ſans paroître à la table de Monſieur ſon père, ſous prétexte d'une petite indiſpoſition, afin de cacher la gêne qu'on reſſent néceſſairement lorſqu'il s'agit d'une déviation de l'épine auſſi forte qu'étoit la ſienne. Mais quelle fut la ſurpriſe du père & de la mère, lorſqu'il ſe préſenta, le cinquième jour, à l'heure du dîner ! On lui trouva la tête bien placée, au milieu des épaules ; le corſage diminué de groſſeur ; un habit neuf qu'il n'avoit porté que deux fois, ſe trouva trop court de vingt-deux lignes : ce fut enfin un phénomène pour ſa famille, qui ne ſavoit rien du petit myſtère; car on étoit fatigué des dépenſes qu'on avoit déja faites pour le tirer de ſon mauvais état, & l'on s'étoit déclaré n'en vouloir plus faire; c'eſt ce qui obligea le jeune homme à faire un arrangement avec moi, pour me payer par poſte, ſur ce qu'il lui étoit accordé pour ſes menus plaiſirs.

Le père, toujours étonné de cette nouvelle ſituation, fut le lendemain, dès le matin, chez ſon fils, pour ſavoir la cauſe de ce changement ſi ſubit. Le fils lui déclara tout ce qui en étoit, en ajoutant qu'il devoit payer ſon nouveau Médecin par poſte. Mon fils, lui dit le père, un tel ſervice ne ſe doit point payer par parcèles; habillez-vous bien vîte, pour aller vous-même y ſatisfaire en entier: en effet il y vint, & m'apprit tout ce qui vient d'être dit.

J'ai continué de ſoigner ce jeune homme pendant quatre ans; il eſt aujourd'hui dans la Magiſtrature, & l'un de ceux qui, par la figure & le caractère, font l'ornement de leur Compagnie.

Le Médecin *Pascot* étoit ami de M. *Dacet*, qui a connoissance de cette cure.

CINQUIEME CURE,

Par les Corps élastiques.

En 1767, je fus appellé, par M. le Marquis de B***, à l'occasion de Monsieur son fils, âgé d'environ dix-sept à dix-huit ans, dont la colonne vertébrale se courboit en telle sorte que l'omoplate droite formoit une saillie aussi sensible que si elle eût été mise & plaquée sur le côté : les vertèbres lombaires étoient aussi affectées : la jonction des côtes avec le sternum élevés dans toute leur longueur, du côté droit, d'environ six lignes de plus que le côté opposé.

Avant toute chose, M. le Marquis voulut une consulte. M. *des Essarts*, Docteur-Régent de la Faculté de Médecine de

Paris, & M. *Louis*, Secrétaire de l'Académie Royale de Chirurgie, furent appellés. Comme ces Messieurs n'avoient point connoissance des Corps élastiques, il fallut leur exposer mes principes, & leur démontrer l'effet que produisent les différens points d'appui.

Toutes mes raisons étant avouées, & le Corps ordonné, M. le Marquis m'objecta que son fils étoit attaqué de l'asthme, & qu'il falloit savoir si l'usage des Corps ne lui seroit point préjudiciable : j'assûrai qu'on ne devoit point s'inquiéter de l'asthme, & qu'il pourroit bien arriver qu'après quinze jours d'usage il n'en fût plus question. M. le Marquis, aimant par goût à faire le Médecin, se récria beaucoup sur mon assertion, & tint là dessus tous les propos d'un homme fort à l'aise. Je lui dis que je ne me présentois point pour guérir l'asthme, & que je le priois de me faire grace jusqu'à quinzaine, après la première application.

Le Corps fini, il fut employé ; & comme le jeune homme étoit dans la Cavalerie, on voulut voir s'il pourroit monter à cheval : on en fit ſceller un, qu'il monta, & s'y tint avec plus de grace qu'il n'en avoit ordinairement.

Après avoir reſté quelques jours ſous les yeux de Monſieur ſon père, je lui donnai conſeil d'aller paſſer quelque tems à la campagne, pour y prendre de l'exercice : il n'y fut pas plutôt arrivé, que l'aſthme diſparut ; & il n'en a plus été queſtion depuis.

Après avoir reſté environ deux mois à la campagne, il revint à Paris, pour être viſité en préſence de MM. *des Eſſarts* & *Louis* : nous trouvâmes la ſaillie de l'omoplate moins grande, la courbure des lombes corrigée, & l'exhauſſement de la jonction des côtes avec le ſternum ſenſiblement diminué. M. le Marquis ne put s'empêcher de me dire, que mon pronoſtic s'étoit trouvé véritable ; & que ſon fils ne ſe reſſentoit aucunement de ſon aſthme. Il me demanda comment j'avois pu ſi bien prévoir cet effet ? Je lui dis que Monſieur ſon fils n'étoit pas le ſeul en pareil cas, & qu'un jeune homme de ſon âge m'avoit déclaré être guéri de ſemblable maladie par l'uſage des Corps élaſtiques : Je laiſſai aux Maîtres de l'Art le ſoin d'expliquer le reſte.

J'ai ainſi continué mes aſſiduités envers ce jeune Seigneur pendant trois ans, au bout duquel tems M. le Marquis, malgré tous ſes doutes, a eu la ſatisfaction de voir ſon fils entiérement guéri. MM. *des Eſſarts* & *Louis* ont ſuivi cette cure.

SIXIEME CURE,

Par les Corps élaſtiques.

EN 1761, je fus appellé par Madame la Comteſſe de K*** pour être conſulté ſur l'état où ſe trouvoit Mademoiſelle ſa fille, âgée d'environ ſeize à dix-ſept ans. L'épine ſe jettoit ſi fort ſur le côté droit, que l'omoplate commençoit à couvrir les vertèbres qui lui correſpondent ; & toute la courbure formoit un arc émouſſé, c'eſt-à-dire, encore plus courbé vers l'os *ſacrum* qu'ailleurs ; ce qui formoit une grande ſaillie de la hanche gauche, & un dérangement conſidérable du baſſin, eu égard à la partie ſupérieure du tronc. Il ſuit de-là, que la tête étoit portée conſidérablement ſur le côté gauche, en raiſon de la courbure & par la néceſſité de l'équilibre. Ayant bien examiné le ſujet, je ſentis tant de réſiſtance dans toutes les parties de la charpente, que je doutai de pouvoir les replacer. Mais toutes les perſonnes de ſa famille, alarmées de ſon état, me ſollicitèrent vivement pour l'entreprendre. Je ne pus m'y réſoudre qu'après m'être aſſuré de la conſtance qu'auroit le ſujet à ſuivre & à obſerver exactement ce que je lui preſcrirois : elle le promit, & tint parole.

A la première application du Corps élaſtique, ſa taille s'accrut de dix-huit à dix-neuf lignes ; & ſa ſituation extérieure en fut tellement changée, que ſes parens en montrèrent des larmes de joie. La gêne des premiers jours ne fut rien pour elle ;

car ayant été au-delà du régime, elle s'étoit échauffée un peu l'extrémité de l'omoplate. Quelques Religieuſes du Couvent où elle étoit, & aux ſoins deſquelles on l'avoit confiée, voulurent y mettre de l'intérêt, &, en conſéquence, tout n'étoit plus que fer aux yeux de la Communauté : l'on m'en fit donner avis, en m'invitant de venir au plutôt. A peine fus-je arrivé, que pluſieurs de ces Dames m'entourèrent, & prenant le ton d'une religieuſe emphaſe, elles m'exhortèrent de prendre pitié de cette innocente victime. Je n'eus rien de plus preſſé que de voir cette prétendue victime, que je trouvai auſſi réſolue que de coutume, & qui n'avoit d'autre mal que l'extrémité de l'omoplate un peu échauffée, comme je l'ai dit. Je lui demandai comment elle ſe comportoit pour le régime : elle me dit qu'elle avoit fait ſerrer entiérement ſon Corps, parce qu'elle m'avoit entendu dire que plutôt on pourroit le fermer, plus prompt ſeroit le progrès. Je l'avois dit, il eſt vrai, mais je n'entendois pas qu'elle fît en quatre jours ce qu'elle n'auroit dû faire qu'en quinze : Je lui en fis suspendre l'usage pendant trois ou quatre jours. Elle me demanda si je trouvois quelque danger dans cette rougeur ? Point du tout, lui dis-je, sinon la gêne que vous en ressentez. Elle m'assûra qu'elle reprendroit son Corps dans trois jours ; mais, que je pouvois compter que tous les propos n'influeroient plus sur sa résolution : en effet, elle a repris le Corps, & n'a pas discontinué d'en faire usage jusqu'à son entière guérison.

Je ne peux trop louer le mérite & la vertu de cette Demoiselle, qui a senti mieux que toute autre le ridicule de la sotte prévention que certaines personnes attachent aux Corps élastiques : elle est actuellement mariée & mère de plusieurs enfans.

Lors de son mariage, elle auroit bien pu éviter de faire connoître à son mari l'usage qu'elle faisoit des Corps élastiques ; car étant grande & bien faite, elle auroit pu les quitter ; mais, bien au contraire, elle le pria de vouloir bien lui en laisser continuer l'usage pendant quelque tems, disant qu'elle leur avoit trop d'obligation pour les abandonner sitôt. Monsieur son époux lui dit, qu'ayant la satisfaction de la voir bien faite, qu'il y consentoit volontiers; d'autant plus, qu'il ne voyoit point de différence entre ceux-là & les Corps ordinaires. Elle en a encore fait usage pendant un an après son mariage, selon ce que m'a rapporté une Dame de sa connoissance.

Enfin, elle en fait si peu de mystère, qu'étant un jour à table en très-bonne compagnie, & la conversation roulant sur les personnes bien faites, l'un des conviés la fixa, en lui disant, que sur cet objet là, Madame n'avoit rien à desirer. Elle déclara que si en cela on lui trouvoit quelqu'avantage, qu'elle en étoit redevable à une personne dont elle cita la demeure, & qu'elle n'oublieroit jamais ses bons offices. Elle ne savoit pas la peine qu'elle causoit à une Dame de la compagnie, dont la fille, qui étoit présente, portoit un de mes Corps; celle-ci avoit été aussi admirée, tant par la régularité de la taille, que parce qu'elle eſt d'une jolie figure.

La mère, croyant que cette Dame avoit deviné ſon ſecret, accourut chez moi pour me faire part de la douleur qu'elle avoit reſſenti de tous les complimens qu'avoit reçu ſa fille, & qu'elle les regardoit comme faits en mauvaiſe part. J'eus beau faire pour la relever de ſa quinte ombrageuſe, je ne pus rien gagner ſur ſon eſprit; ſelon ſon idée, tout le monde alloit ſavoir que je ſoignois ſa fille.

Je ne rapporte cette anecdote que pour faire voir combien les différentes façons de penſer de ces deux Dames ſont oppoſées entre elles, quoique ſur un même objet; l'une, par un héroïſme de raiſon, ſe met à l'abri des mauvais propos; & l'autre, voulant uſer de prudence, elle la dégrade par une crainte ſervile & mal entendue, & riſque de faire connoître ce qu'elle s'efforce de cacher : enfin, l'une jouit d'une douce tranquillité, pendant que l'autre eſt continuellement dans l'inquiétude.

Il eſt fort ſingulier qu'un objet d'une utilité auſſi eſſentielle, affecte ſi différemment l'eſprit humain.

ADDITIONS

Faites au Corps élaſtique.

DEPUIS que j'ai commencé d'employer les Corps élaſtiques pour la guériſon du Rakitis, je n'ai plus cherché d'autres moyens, ſinon de généraliſer celui-ci autant qu'il m'a été poſſible. Et comme il y a des cas où l'extenſion de l'épine peut produire un bon effet, & par là être très-ſecourable, j'ai fait en ſorte de donner cette propriété à mes Corps élaſtiques. J'y ſuis parvenu par l'application d'une pièce d'acier, en forme de paſſe de billard, qui ſe poſe ſur les deux épaulettes. Cette paſſe eſt briſſée à l'endroit des vertèbres du col, & munie d'un reſſort à chaque branche, ce qui lui permet de fléchir en devant. Au milieu du ceintre eſt placé un petit cylindre, muni d'un cliquet, ſur lequel s'enveloppe un cordon de ſoie qui eſt attaché au milieu d'une autre pièce d'acier d'environ ſix à ſept pouces de long; à chacun des bouts de cette pièce ſe trouve un crochet pour recevoir les côtés d'une ſoupente de toile piquée, & garnie en coton. Cette dernière pièce eſt compoſée de trois parties, dont l'une paſſe ſous le menton & l'autre ſous l'occiput, & la troiſième ſur le front. Les deux pièces, auxquelles ces trois-ci ſont attachées, forment un triangle de chaque côté, qui eſt ouvert à l'endroit des oreilles; & le tout enſemble ne fait plus qu'une ſeule pièce, propre à ſoulever la tête & étendre l'épine d'une manière moins choquante que la ſuſpenſoire Angloiſe; & le cordon de ſoie permettant les mouvemens latéraux, la tête ſe trouve en liberté d'agir dans le cas de néceſſité, ſans empêcher les fonctions du boire ni du manger: elle a encore cet avantage, qu'elle peut ſe couvrir d'une coëffe ou d'une calèche.

Le Corps élaſtique, muni de cette pièce, & de quelques autres qu'on y ajoute, dans de de certains cas, pour corriger des parties trop ſaillantes qui reſtent ordinairement découvertes, comme ſont les clavicules, la jonction des premières côtes avec le *ſternum*, &c. ſe peut dire moyen univerſel pour toutes les parties ſupérieures, ou du tronc; car le Corps étant toujours plus large qu'il ne le ſeroit ſi le ſujet étoit droit, a cet avantage, qu'on y peut employer les bandes & former des points d'attraction, de tous les côtés que le cas peut requérir. Enfin, cet enſemble donne la facilité d'avoir des points de répulſion, d'attraction latérale & d'extenſion perpendiculaire : toutes ces propriétés raſſemblées dans un ſeul moyen, peuvent généralement ſatisfaire aux indications du Rakitis, dans les parties ſupérieures, beaucoup mieux, plus ſûrement, plus ſimplement, & plus commodément que tout ce qu'on a employé juſqu'à nos jours.

Il n'y a point de Maître en l'Art qui ne ſente cette vérité, lorſqu'il connoîtra ce moyen dans toute ſon étendue, & qu'il ſera dépouillé de toute prévention.

Je ſuis cependant obligé de déclarer que cet acceſſoire, qui aſsûrément auroit avancé pluſieurs cures que j'ai faites, n'a point été du goût de ceux à qui je l'ai propoſé; & qu'ils ont mieux aimé porter le collier que de ſe ſoumettre à la pièce extenſive. J'avoue néanmoins que ſi j'avois eu l'art de perſuader, comme il eſt donné à certains Médecins, que j'aurois employé utilement ce moyen dans pluſieurs occaſions.

PREMIÈRE OBSERVATION.

Je viens d'expoſer ſept cures, dont trois peuvent être regardées comme d'un genre différent des quatre qui ont été faites par les Corps élaſtiques : elles ſont très-ſuffiſantes pour nous prouver que la Médecine méchanique a ſes effets certains, lorſque les moyens ſont convenables & bien adminiſtrés.

Je ne donnerai point le détail circonſtancié de toutes les cures faites par les Corps élaſtiques, cela me meneroit trop loin & feroit inutile au Lecteur, d'autant que celles que j'ai rapporté ci-deſſus ont été faites ſur des conformations des plus difficiles à réduire ; car qui voudroit entreprendre de corriger de plus grandes difformités courroit riſque d'échouer dans ſon entrepriſe, par quelque moyen que ce fuſſe ; parce que le mal étant à ſon comble, ſoit vers les dix-huit ans, ſoit même dans un âge moins avancé comme de douze à treize, la mauvaiſe conformation eſt alors ſi abſolue, qu'il n'eſt plus poſſible de la vaincre: & au cas qu'on parvînt à faire quelque réduction, elle ſeroit toujours très-longue à obtenir, peu capable de faire honneur à l'Artiſte, & inſuffiſante pour dédommager les intéreſſés de leurs dépenſes.

Je conſeille donc à tous pères & mères de ne jamais attendre que le Rakitis ait cauſé les plus grands déſordres ſur les enfans, avant de recourir aux moyens d'y remédier. Il eſt vrai que tous ceux qu'on a employés par le paſſé ont toujours été incertains; c'eſt ce qui rend excuſables ceux qui n'ont point connu les nôtres; mais lorſque la certitude de leur effet eſt démontrée par des expériences déciſives, toutes les prétendues raiſons de répugnance & d'incertitude ne doivent plus être admiſes.

L'on m'a blâmé de n'avoir pas fait connoître au Public les guériſons que j'annonce aujourd'hui; c'eſt néanmoins ce que j'aurois pu faire plutôt, ſi j'avois été pouſſé par l'eſprit de vil intérêt ; mais quoique mes principes fuſſent déja établis avant que d'avoir entrepris aucune cure, il falloit encore qu'ils fuſſent confirmés par l'expérience, & ſpécialement celles qui ont été faites par mes Corps élaſtiques ; ce qui n'a pu ſe faire que dans l'eſpace d'une douzaine d'années au moins, pour être ſûr que les ſujets, qui en ont uſé, ne retombaſſent point dans leur premier état. Enfin, il falloit que dans le ſexe feminin j'en viſſe de mariées & mères de famille, avant que d'oſer annoncer pour choſe certaine des guériſons conſtantes & ſans retour, ſuivies de nos principes.

DEUXIÈME OBSERVATION.

QUAND on travaille pour le bien de l'humanité, on doit rendre au Public un fidel compte ſur les matières qui l'intéreſſent, ſur-tout celles qui regardent la ſanté & le bien être : on ſe doit auſſi à ſoi-même les égards que la nature & le droit exigent : en conſéquence, je déclare que depuis que j'ai commencé à m'occuper de la Médecine méchanique, plus de trente ſujets m'ont fourni l'occaſion d'un exercice ſuivi ſans interruption. Dans cette quantité, il peut y en avoir quatre ou cinq au plus qui n'ayant pas continué l'uſage entier des Corps élaſtiques, n'en ont point reçu tout le ſoulagement qu'ils auroient pu leur procurer : nous n'avons pas beſoin d'en détailler toutes les cauſes ; quelques faits ſuffiront.

Rien n'eſt plus commun que de trouver parmi ceux qui compoſent la ſociété, des gens dont le caractère ſe porte à contrarier les nouveautés avantageuſes, ſur-tout celles qui peuvent les offuſquer.

Les Corps élaſtiques en ſont une preuve envers quelques Médecins & Chirurgiens, qui ne peuvent croire, diſent-ils, qu'un Corps puiſſe renfermer toutes les propriétés néceſſaires pour la guériſon du Rakitis. Je conviens que l'extérieur d'un Corps ne préſente pas tous les points d'indication que requiert cette guériſon ; mais tout l'acceſſoire du nôtre, qui n'avoit jamais été employé dans toutes les tentatives qu'on a faites par le moyen des Corps, eſt préciſément ce qui lui donne la propriété d'être moyen unique pour l'entière guériſon. Comme ces Meſſieurs ne connoiſſent point cette ſorte de *complementum*, & même qu'ils ne cherchent point à le connoître, non plus que les avantages qu'on en peut retirer, il ne paroîtra pas étonnant que lorſqu'ils ſont conſultés par des familles inquiètes ſur le ſort de leurs enfans, de les voir s'oppoſer à l'uſage des Corps élaſtiques.

Il y a un Maître en l'Art, que le reſpect humain m'empêche de nommer, parce qu'il jouit d'une ſorte de réputation, qu'après être venu chez moi pour y prendre connoiſſance de mes moyens, les a acceptés, & qui plus eſt, me les a fait mettre en œuvre à l'occaſion d'une Demoiſelle d'un rang très-diſtingué.

Environ ſix ſemaines après la première application, ce Médecin & M. *Morand* viſitèrent la Demoiſelle ; ils trouvèrent un changement ſi conſidérable dans la diſpoſition des hanches, qu'ils en furent étonnés : imagineroit-on que cet inquiſiteur a cru de-là qu'il pouvoit conduire la cure à ſa fin ; &, en conſéquence, a voulu me forcer de faire des changemens, auxquels je n'ai voulu conſentir, parce qu'ils étoient contraires au vrai principe du traitement. Qu'en eſt-il arrivé ? Le voici. Pendant que ce grand Maître a choiſi la route de traverſe, j'ai pris le droit chemin de la retraite, en abandonnant le reſte de la cure à la ſagacité du Docteur.

TROISIEME OBSERVATION.

UNE Dame de Province m'amena Mademoiſelle ſa fille, âgée d'environ dix ans. Elle étoit ſi contrefaite, que je refuſai de l'entreprendre. La mère fut trouver M. *Roux* qui vint me ſolliciter pour ſauver la taille de l'enfant d'un plus grand déſordre qui le menaçoit. Après tant d'inſtances, je me déterminai à l'entreprendre, en reſtreignant la cure à ce que je prévoyois pouvoir détruire du mauvais état où étoit le ſujet. Pendant que je conſtruiſois le Corps, une fièvre maligne prit à la jeune Demoiſelle; la mère en ayant donné avis au père, il conſulta un Médecin de la Faculté de Paris & Académicien, qui étoit alors dans la Ville, & il ne manqua pas, dans ſon récit, d'y faire entrer le nouveau Corps que ſon épouſe faiſoit faire pour ſa fille. Ce Savant s'éleva fortement contre l'épouſe de celui qui le conſultoit, & à qui même il eſt allié, en diſant qu'il ne falloit point chercher d'autre cauſe de la maladie que cette ſorte de nouveauté, & que c'étoit être marâtre que de faire une pareille entrepriſe ſans l'avoir conſulté. Le mari écrivit une lettre de reproches les plus vifs à ſon épouſe, avec injonction de ne point faire uſage d'un moyen auſſi pernicieux, au cas que ſa fille revînt de ſa maladie. Cette Dame m'ayant fait voir la lettre, elle y fit une réponſe bien ſimple & très-concluante pour donner un démenti à la ridicule prévention, ainſi qu'à la fauſſeté de l'opinion de ce Savant ; car elle lui déclara que ſa fille n'avoit point porté ce Corps, ſur lequel on faiſoit tant d'hiſtoires, puiſqu'il n'étoit pas encore fait, comme en effet il ne l'étoit pas.

Cela n'a point empêché de continuer mes opérations : toute la différence n'a été que de recommencer tout ce que j'avois fait pendant la maladie, laquelle avoit difformé le ſujet beaucoup au-delà de ce qu'il étoit avant.

J'ai continué mes ſoins vers cette Demoiſelle pendant pluſieurs années, & toute la partie inférieure du tronc a été rétablie à un point fort ſupérieur à ce que j'en avois promis ; je ne doute point que je n'euſſe porté la cure encore plus loin, ſi l'embaras & la dépenſe d'un voyage chaque année, de la Province à Paris, n'avoit trop fatigué la famille.

QUATRIEME OBSERVATION.

UN jeune homme d'environ dix à onze ans, d'une famille très-diſtinguée, fut confié à mes ſoins par M[de] ſa mère. Son état étoit tel, que la première application du Corps élaſtique le fit allonger d'environ quatorze lignes. Vingt-deux jours après, M. *Braſdor*, Chirurgien de M. le Duc d'Orléans, fut invité pour viſiter le jeune homme. Nous le meſurâmes avant de lui ôter le Corps, & après lui avoir fait faire pluſieurs fois le tour de la chambre ſans le Corps, nous le remeſurâmes de nouveau, & il fut trouvé n'avoir rien perdu de ſa première hauteur: de-là il eſt aiſé de ſentir qu'il y avoit déja un changement notable dans ſa ſituation. Environ deux mois après il fut envoyé au Collége de Reuilli pour y continuer ſes études; & au bout de quelque tems il tomba malade de s'être battu avec quelqu'un de ſes camarades de claſſe: le

Chirurgien du lieu lui fit quitter le Corps, ſous prétexte qu'il n'en avoit pas beſoin.

Six ſemaines après la guériſon de ſa maladie, on fit ſavoir à Madame ſa mère que ſon fils devenoit de travers : elle m'en fit part, & nous convînmes de le rappeller à Paris pour y finir ſes études. Etant de retour, il fallut le remettre au même état que la première fois, ce qui fut l'affaire d'un mois tout au plus : au deuxième Corps, il ſe trouva entiérement redreſſé. Je l'ai ainſi maintenu droit juſques vers les dix-huit à dix-neuf ans ; & lorſqu'il eut atteint cet âge, il ſe paſſoit chez lui de tems à autre de certaines révolutions, qui lui cauſoient des mal-aiſes ; c'eſt ce qui m'obligeoit à l'obſerver ſouvent, & lui recommander ſur-tout de ne point quitter le collier non plus que le Corps. Il alla en campagne, où il reſta environ quatre mois ; ne pouvant avoir l'œil ſur lui, il ſe mit à ſon aiſe, en lâchant ſon Corps à diſcrétion, & s'évitant de porter le collier ; il en revint dans un état tel qu'il ne me fut plus poſſible de l'en retirer. Si cependant il eût voulu faire usage de la pièce extensive, je crois que je l'aurois encore sauvé en grande partie, car tout le bas de l'épine n'avoit rien perdu du redressement produit par l'usage des Corps élastiques; mais ayant refusé de se soumettre à ce nouveau régime, il n'y eut plus moyen de rétablir le bon état, qui fut détruit par ce dernier désordre.

Je ne rapporte ce fait, avec toutes ses circonstances, que pour faire voir qu'il est de la dernière conséquence de ne point quitter l'usage des Corps élastiques avant le tems propre à l'entière guérison.

REMARQUE.

LES observations précédentes nous fournissent nécessairement matière à réflexions. On y voit aisément que telle soit la délicatesse d'un homme exact dans ses procédés, qu'il ne peut, malgré toutes ses précautions, parer les inconvéniens d'une contradiction qu'enfante toujours l'eſprit de prévention ; il ne faut que de fauſſes apparences à de certaines perſonnes, pour qu'ils ſe croient en droit d'exercer le mauvais penchant de l'eſprit qui les anime, & dire d'un ton déciſif ce que l'envie leur ſuggère, ſans conſidérer le mal qu'il en réſulte.

Je ne regarde point ici pour mal principal le tort qu'une telle façon d'agir peut faire à l'Artiſte, relativement à ſa fortune ; cela eſt trop peu de choſe pour quiconque mépriſe le vil intérêt ; mais celui qu'ils font eſſentiellement dans la ſociété : car ils empêchent, par leurs conſeils, des perſonnes de la plus grande conſidération de profiter des talens de ceux qui conſacrent leurs veilles pour être utiles dans les choſes de la plus grande importance. Au ſurplus, quelle récompenſe en revient-il à ces Meſſieurs de leurs conſultes faſtueuſes? La ſatisfaction, ſans doute, de plaire, & de voir qu'on prend dans l'inſtant leur propos pour des oracles, mais qui, par la ſuite, font brèche à leur réputation ; car, tôt ou tard, ils perdent l'eſtime & la confiance de ceux qu'ils ont ſi mal ſervi. En effet, quelles obligations deux jeunes gens de très-bonne famille ont-ils à ceux qui les ont éloignés de faire uſage de nos moyens dans le moment qu'il étoit encore tems de les ſauver du triſte état où ils ſont actuellement réduits? Doivent-ils ſavoir bon gré à de tels juges d'avoir opiné qu'à l'un la nature ſe rétabliroit d'elle-même, en obſervant un certain régime; & qu'à l'autre, l'uſage des Corps élaſtiques pourroit lui être nuiſible? J'avoue qu'après de tels réſultats, je n'ai pu me retirer ſans gémir ſur le ſort de ces triſtes victimes.

S'il ſe trouve des hommes qui abuſent ainſi d'une profeſſion qui mérite les plus grands égards, il en eſt d'autres dont on ne peut trop louer l'exactitude qu'ils ont à remplir les devoirs de leur état; ceux-ci ſavent mieux ce qu'ils doivent à la confiance du Public, & ils n'ignorent point ce qu'ils ſe doivent à eux-mêmes; bien perſuadés que tout bon citoyen eſt tenu à un devoir ſocial & réciproque, ils n'abandonnent jamais cette maxime, qui fait la règle de leur conduite.

C'eſt ſous les yeux de tels Maîtres que j'ai opéré dans les premières guériſons citées ci-deſſus; & je peux dire, que s'ils ne m'euſſent fourni les occaſions, il n'y en auroit eu aucune de faite de ma part; car jamais je ne m'y ſerois préſenté.

Par ce qui vient d'être expoſé, il eſt facile de concevoir combien le zèle d'un Artiſte ſe trouve ralenti, quand il ſe ſent traverſé par les différentes opinions de ces Maîtres, qui font conſiſter une grande partie de leur mérite dans la contradiction des moyens utiles & des plus certains dans leur effet. J'ai été plus d'une fois ſur le point d'abandonner la médecine méchanique, par ces ſortes de déſagrémens, & nombre d'autres de la part même de quelques perſonnes qui ont reçu de nos ſoins une parfaite guériſon. Mais ces grands Maîtres, à qui nous devons rendre juſtice, & de qui l'on ne dit rien de trop en les appellant les vrais amis du genre humain, m'ont relevé le courage, en me repréſentant que ce défaut de

nature

nature dans les hommes ne devoit jamais empêcher l'honnête & généreux citoyen de rendre à la ſociété des ſervices auſſi eſſentiels que ceux qui ſont en notre pouvoir, & qu'eux-mêmes ſont aſſujettis à pluſieurs déboires à-peu-près de cette nature; mais qu'on doit regarder ces ſortes d'inconvéniens comme des charges d'état, qui ne doivent point influer ſur l'eſprit d'un Artiſte jaloux de ſon devoir, lorſqu'il n'a rien à ſe reprocher.

D'après une leçon auſſi ſage, à laquelle je n'ai pu réſiſter, j'ai repris de nouveau la réſolution de continuer d'être utile à la ſociété, en ſoulageant de ſes membres dans une maladie à laquelle on n'avoit point encore trouvé juſqu'à nous aucun moyen commode & aſſuré pour l'entière guériſon, ſinon celui que nous offrons actuellement au Public.

C'eſt par ce ſeul moyen qu'on peut aſſurer que nous avons déja ſauvé vingt-trois perſonnes des plus diſtinguées par le rang & les places qu'elles occupent, du triſte état où le Rakitis les auroit infailliblement plongées, ſans y comprendre celles qui ſont actuellement entre nos mains. A qui ſont-elles redevables de leur guériſon, ſi ce n'eſt aux ſages Médecins & Chirurgiens, qui, dépouillés de ces ridicules préventions, ſe ſont donnés la peine d'examiner & de ſuivre ces ſortes de cures juſqu'à leur fin ? Il eſt très-clair que ſi ceux-ci euſſent été du même ſentiment que ceux dont nous avons parlé, la plupart des perſonnes que nous avons guéries ſeroient reſtées victimes.

Comme il eſt d'uſage, dans toutes les ſortes de maladies, de conſulter les Maîtres de l'art, pour qu'ils indiquent les remedes néceſſaires à fin de guériſon, on devra leur ſavoir bon gré lorſqu'une vaine ſuffiſance ne troublera point les effets de ce qu'ils doivent à la confiance qu'on leur accorde, ſur-tout en genre de médecine méchanique : ainſi, il ſera toujours très-heureux pour les perſonnes qui ſeront dans le cas de les conſulter, de ne rencontrer que ceux qui n'ont autre vue que de faire honneur à leur profeſſion, & de bien ſervir l'humanité.

POST-SCRIPTUM.

DEUX ans après avoir fini ce Mémoire, il a paru un Traité complet ſur le Rakitis, par M. *Le Vacher*, Docteur-Régent de la Faculté de Paris. L'Auteur de cet Ouvrage très-méthodique & fort étendu dans l'examen des cauſes du Rakitis, rappelle les hypothèſes de tous les Artiſtes les plus célèbres qui ont traité ſur cette maladie; & après avoir fait à chacun leur éloge, il conclut que tous ces Grands Hommes ſont tombés dans l'erreur, n'ayant point connu la vraie cauſe des effets du Rakitis; enſuite il propoſe de la démontrer & de déchirer le voile qui nous la cache. J'avoue qu'il m'a fallu lire l'Ouvrage plus d'une fois avant de pouvoir ſaiſir cette prétendue cauſe, que M. *Le Vacher* nous donne pour la vraie; & celle qui, par la lumière qu'elle répand, diſſipe tous les nuages qui la couvroient, & que perſonne n'avoit encore apperçus avant lui.

Sans prétendre m'ériger en critique ſur l'Ouvrage de ce Savant, j'eſpère qu'il voudra bien me permettre de dire mon ſentiment ſur l'objet qu'il regarde comme la première cauſe prochaine du Rakitis, puiſqu'il nous a fait connoître le ſien à l'égard de notre Corps élaſtique.

A la page 152 de ſon Traité, il dit: » Enfin donc la cauſe prochaine du Rakitis me paroît conſiſter eſſentiellement » dans la foibleſſe des fibres oſſeuſes. Cette » condition des os peut exiſter avant la » naiſſance; le fœtus peut venir au monde » avec elle; elle peut être accompagnée » d'une foibleſſe générale dans le ſyſtême » des ſolides; elle peut naître & s'accroître » par l'action de toutes les cauſes qui produi- » ſent de loin le Rakitis; la dépravation du » ſuc nourricier peut la faire naître, l'aug- » menter la ſuivre, l'accompagner; elle eſt » le premier degré du ramolliſſement des os; » en un mot, ſi les os ſont forts & fermes, » il n'y a point de, Rakitis ou il ne peut » faire aucun progrès. Par conſéquent, les

» causes éloignées de cette maladie, quel-
» que nombreuses, quelque puissantes
» qu'elles soient, n'ont sans elles absolu-
» ment point d'action sur le corps pour le
» rendre Rakitique, ou n'en exercent plus
» qu'une parfaitement innocente, ou tout
» au plus très-bornée «.

Je ne m'arrêterai point ici à réfuter l'opinion de M. *Le Vacher* dans tous les cas où elle peut être contestée : tout ce que j'ai dit dans la troisième Partie de ce Mémoire est très-suffisant pour prouver que cette prétendue flexibilité des fibres osseuses n'existe point dans le Rakitis simple; & on en trouvera une double preuve dans ma Réponse aux Observations de M. *Roux*, à la fin de cette dernière Partie.

J'ajouterai seulement une réflexion qui prouve que tout le désordre que le Rakitis peut causer dans un sujet des plus affectés, ne vient uniquement que de l'inégalité de la distribution des sucs nourriciers, & non de la flexibilité des fibres osseuses; & rien ne le prouve mieux que l'inégalité qui ſe rencontre dans les différentes parties reſpectives de la charpente oſſeuſe & même de la tête, dans laquelle on trouve aſſez ſouvent les deux côtés qui diffèrent entre eux, comme une oreille plus petite que l'autre, l'orbite de l'œil du même côté auſſi plus petite, la partie du front plus rétrécie; enfin, tout un côté du viſage ſenſiblement plus petit que l'autre; une clavicule plus forte & plus longue que ſon oppoſée, un bras plus court que l'autre ſans être difforme, & une jambe de même; les côtes d'un côté plus longues dans leur étendue que celles qui leur ſont reſpectives. Cette ſeule conſidération ne ſuffit-elle pas pour nous prouver, contre l'opinion de MM. *Petit* & *Le Vacher*, que le poids du corps ne peut agir ici ſuivant les loix des méchaniques, aux fins de faire fléchir les différentes parties affectées? & qu'en conſéquence, la cauſe des différences que nous venons d'obſerver ne peut venir de la prétendue flexibilité des os: donc qu'elle n'eſt due qu'à la ſeule diſtribution inégale des ſucs nourriciers, ſuivant la démonſtration faite dans la partie théorique de ce Mémoire.

Cette Obſervation prouve encore le faux de l'aſſertion qu'on trouve à la page 136 du même Traité, qui dit : » Que toujours un » *tibia* croît & ſe nourrit comme un *tibia*, » un *radius* comme un *radius*, la colonne » de l'épine comme la colonne de l'épine ; » doit croître & ſe nourrir, pour remplir » les vues de la nature dans la formation » de ces os ; enfin, qu'il faut néceſſairement » une cauſe pour déranger, même en partie, » l'ordre établi. Il ne ſuffiſoit donc pas à » *Gliſſon* d'inſtituer une comparaiſon pour » montrer aux yeux comment les choſes » ne ſe paſſoient pas chez les rikets de la » même façon que chez le reſte des hommes ; mais il falloit démontrer auparavant » qu'elles ne s'y paſſoient pas de la ſorte.

» Le principe ſur lequel *Gliſſon* s'appuie » & marche en avant, eſt donc entiérement faux & ruineux. Il n'a donc pas » connu la cauſe prochaine du Rakitis ; les

» sectateurs de son opinion ne la connoissent » donc point «.

Il n'y a aucun doute qu'un *tibia* se nourrit comme un *tibia*, ainsi des autres parties, dans un sujet bien constitué ; mais non pas dans le Rakitis simple, où il y a cause de dérangement dans l'ordre établi ; ainsi toute cette narration ne dit rien, ni ne prouve rien qui puisse donner lieu d'en conclure, » que le principe sur lequel *Glisson* s'appuie » & marche en avant, soit entiérement » faux & ruineux, & qu'il n'a pas connu » la cause prochaine du Rakitis, non plus » que ses sectateurs «.

Je conviens que *Glisson*, ni ceux qui suivent son opinion, n'ont point connu la cause du Rakitis telle que M. *Le Vacher* nous la détermine ; car cette découverte est entiérement de lui ; mais je doute très-fort que cette nouvelle hypothèse fasse fortune, & prenne place dans l'esprit de nos grands Maîtres, malgré qu'elle soit annoncée d'un ton aussi ferme qu'il seroit humiliant pour la mémoire de *Glisson* & celle de ses ſectateurs, ſi cette prétendue cauſe étoit la véritable.

RÉFLEXION.

Il eſt bien étonnant que dans un ſiècle où les Sciences & les Arts, en tout genre, ſont cultivés avec plus d'ardeur que jamais, on y produiſe ſi facilement des erreurs.

Les Sciences ſeroient-elles ſuſceptibles de variation dans leurs principes? On pourroit le ſoupçonner ſi l'on ne ſavoit d'ailleurs que l'amour-propre eſt ſujet à s'écarter ſouvent des bornes de la prudence ; & qu'aujourd'hui, ſous prétexte de chercher le vrai, on ne ſe contente pas ſeulement d'obſcurcir les vrais principes & les travaux des grands Hommes qui nous ont précédé, il ſemble qu'on voudroit encore les anéantir s'il étoit poſſible.

La vérité ſe découvre beaucoup mieux par l'eſprit de modération que par la pétulance du génie ; l'un pèſe & mûrit ſes réflexions, & l'autre ne produit ſouvent que des fruits précoces & vermiculés. Je crois qu'il ſeroit bien plus utile de ſe dépouiller de toutes les préventions que nous cauſe le trop grand deſir du merveilleux, & d'examiner ſans paſſion ce que nos prédéceſſeurs ont dit & fait, ſans porter aucune atteinte au mérite de ceux qui ont au moins très-bien défriché ; c'eſt une juſtice que nous leur devons. Contentons-nous donc d'ajouter à leurs travaux ce que ni le tems ni les circonſtances ne leur ont point permis de faire, & de les porter, s'il nous eſt poſſible, à une plus grande perfection ; par là nous tomberons moins dans l'erreur, & nous ſervirons mieux les Sciences, les Arts & la Société.

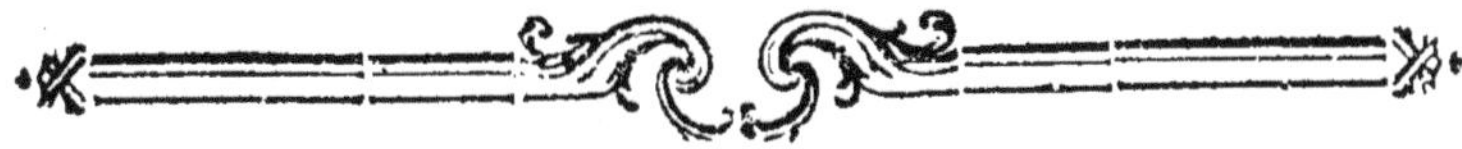

OBSERVATIONS

Sur les deux nouveaux moyens qui servent actuellement à la guérison du Rakitis.

J'AI fait assez connoître le principal moyen que j'emploie ordinairement pour la guérison du Rakitis ; il s'agit présentement de répondre aux doutes que M. *Le Vacher* porte contre le témoignage d'un de ses Confrères, qui mérite au moins quelque considération.

A la page 325 de son Traité, après avoir fait l'éloge de M. *Roux*, & rendu justice à son intelligence & à ses talens, il dit : « Quant au corps que M. *Roux* dit avoir vu » employer avec le plus heureux succès, je » ne saurois dissimuler que pour plusieurs » raisons je doute qu'il convînt à beaucoup » d'autres bossus, même quand ils seroient dans » les circonstances semblables ; 1.° parce

» qu'étant de fer, les compressions ne peu-
» vent être molles : 2.° parce que les en-
» droits qui pressent ne se moulent point aux
» contours des parties sur lesquelles ils por-
» tent ; qu'ainsi la pression ne se fait point
» sur une surface suffisamment étendue, &
» conséquemment qu'elle devient bientôt
» insupportable : 3.° parce que le collier de
» fer est pareillement bientôt inutile ou gê-
» nant ; inutile, si les courbures de l'épine
» que l'on veut redresser sont telles que le
» point de résistance qu'il doit éprouver se
» trouve dans les parties molles, antérieu-
» rement, par exemple ; gênant, en ce
» qu'il ôte la facilité de plier le col, &
» souvent de tourner la tête : 4.° enfin,
» parce que les mouvemens du tronc ne
» peuvent absolument point s'opérer au
» milieu d'une machine roide & par-tout
» inflexible, telle que le corps de fer-blanc
» dont il s'agit.

» Ces deux machines, quoique très-bien
» indiquées dans la curation du Rakitis, ne
» peuvent donc cependant pas y être de

» mise, attendu qu'elles n'ont point assez » des conditions requises pour être préfé» rées ; & en effet, on ne voit pas que » M. *Roux*, ou tout autre Médecin, en ait » fait usage depuis, ni conséquemment » qu'elles aient réussi quelques autres fois ».

Je pourrois, pour toutes réponses aux objections de M. *Le Vacher*, le renvoyer à la citation des cures faites par les corps élastiques ; je crois qu'elles sont suffisantes pour le désabuser sur ce qu'il paroît que son inclination ne lui permet pas de croire ; mais comme il ne les a pas vues, nous voulons bien lui faire connoître, par raison, que ses doutes sont mal fondés.

Peut-on douter sur un fait rapporté par M. *Roux*, qui venoit d'abandonner tout récemment une machine qu'il avoit imaginée, & qui, outre cela, étoit encore ennemi déclaré des corps ? Ignore-t-on qu'en pareil cas il en coûte trop à l'amour propre pour faire un tel aveu, sans y être forcé par l'équité ? Sur cela, M. *Roux* n'a donc fait que ce que l'honnête homme doit faire.

De dire encore *qu'on doute que ce corps convînt à beaucoup d'autres boſſus, même quand ils ſeroient dans les circonſtances ſemblables*, n'eſt-ce pas inſinuer que M. *Roux* s'eſt trompé, ou que le plus heureux ſuccès qu'il annonce eſt un effet imaginaire ou du haſard? Cette fineſſe me paroît entiérement déplacée, ſur-tout dans un Auteur qui s'annonce pour être juſte.

L'objection *des compreſſions qui ne peuvent être molles, parce qu'elles ſont faites par un corps de fer*, n'eſt pas conforme à la vérité, puiſque les parties qui demandent à être replacées, ne le ſont que par des garnitures ou couſſins proportionnés à l'effort de la répulſion : pourquoi donc nous dire *qu'étant de fer, elles ne peuvent être molles*, puiſque la thèſe citée dit, *que l'Artiſte emploie des couſſins où il convient?* L'infidélité eſt ici trop marquée.

La ſeconde objection nous dit, *que les compreſſions ne ſe moulent point aux contours des parties ſur leſquelles elles portent; qu'ainſi elles ne ſe font point ſur une ſurface aſſez étendue, & conséquemment que la pression devient bientôt insupportable.*

A entendre M. *Le Vacher*, ne semble-t-il pas qu'il ait suivi quelqu'une de nos opérations, & qu'il connoisse absolument toutes les facultés du corps élastique ? Mais cependant il fait bien voir qu'il ignore tous les avantages & toutes les ressources que ce nouveau moyen offre à l'Artiste intelligent. Depuis dix-sept à dix-huit ans que j'en fais usage pour le traitement du Rakitis, comment aurois-je fait si les sujets n'eussent pu soutenir toutes les compressions nécessaires à leurs différentes situations ? Elles n'ont donc point été insupportables, ni telles qu'on cherche à l'insinuer, puisque les vingt-trois personnes déja citées les ont soutenues jusqu'à leur entiere guérison.

La troisieme objection dit, *que le collier de fer est bientôt inutile ou gênant ; inutile, si la courbure de l'épine est antérieure, & que la résistance qu'elle doit éprouver se trouve dans les parties molles ; gênant, en ce qu'il ôte la facilité de pouvoir plier le col, & souvent de tourner la tête.*

S'il y a ici une objection qui mérite quelque attention, c'est celle de la répulsion dans les parties molles. Il est vrai qu'on ne peut guere concevoir, sur la simple figure de notre moyen, tel qu'il est représenté dans l'Ouvrage de M. *Le Vacher*, comment elle peut s'opérer par notre corps élastique : en cela, il a jugé de la difficulté comme ignorant les accessoires que nous y avons ajoutés & dont M. *Roux* n'a point parlé, tel que j'ai jugé de sa premiere machine, dans l'examen que j'ai fait des différens moyens, comme ne connoissant point la seconde, qu'il a imaginé après.

Il m'est cependant arrivé, contre l'opinion de M. *Le Vacher*, de ne me servir que du corps simple sans la piece extensive, sur deux sujets qui étoient précisément dans le cas de l'objection ; & dès la premiere application qui en fut faite, d'avoir, dans l'un des deux, rapproché le creux de la courbure, qui étoit de trois pouces deux lignes hors sa vraie situation, au point de n'avoir plus que huit lignes : voilà donc une distance

de

de deux pouces ſix lignes de rappellée vers la direction naturelle de l'épine, par le ſeul corps élaſtique. Il eſt certain que ſi je n'avois eu d'autre moyen pour y ſuppléer en cas de beſoin, que je n'aurois point oſé aſſurer ce redreſſement, ni en faire l'entrepriſe; car dans la ſpéculation, il n'eſt pas facile de voir comment un tel effet peut ſe produire par un corps, ſur-tout lorſqu'on ne veut point ſoulever par-deſſous les bras, ni gêner aucun des viſcères : ceci nous fait bien voir que ſouvent nos idées ſpéculatives ſont ſujettes à caution.

Quant au collier, je ne m'en ſers point lorſque les vertèbres dorſales ni celles du col ne ſont point affectées.

A l'égard de la prétendue difficulté de tourner & de baiſſer la tête, elle n'a jamais exiſté que dans la volonté de M. *Le Vacher*; car il ne faut que conſidérer la diſpoſition & l'obliquité des deux muſcles *maſtoïdiens*, pour ſentir qu'ils ne peuvent être empêchés dans leurs fonctions par la gêne du collier,

& conféquemment qu'ils peuvent la faire tourner autant qu'il en eft befoin.

Pour ce qui eft de baiffer la tête, comme le mouvement le plus ordinaire ne dépend que de l'articulation de la première vertèbre avec la feconde, & que les mufcles *fplenius* qui le produifent fe trouvent dans la partie poftérieure du col, où le collier ne touche jamais, parce qu'il eft toujours plus bas que ces premieres vertèbres, c'eft ce qui fait que ce mouvement s'opère avec toute la facilité qu'exige le maintien le plus agréable. Enfin, toutes ces objections, quelqu'apparentes qu'elles foient, tombent d'elles-mêmes, comme on voit; & faites par un autre que M. *Le Vacher*, elles ne mériteroient aucune réponfe.

La quatrième objection dit: *Enfin les mouvemens du tronc ne peuvent abfolument point s'opérer au milieu d'une machine roide & inflexible, telle que le corps de fer-blanc dont il s'agit.* Cette objection eft des plus inconfidérées; car les fimples corps de baleine ne permettent pas plus que les nôtres les mouvemens du tronc : de plus, ce ſeroit contrarier le traitement, que de faciliter cette ſorte de mouvement, lorſqu'il s'agit de redreſſer l'épine & autres parties qui en dépendent. Mais d'ailleurs, ſied-t-il bien à M. *Le Vacher* de nous faire une objection auſſi contraire aux vrais principes, pendant que les ſujets qui ſont contenus dans ſa machine ſe trouvent enveloppés d'un corps baleiné, ſur lequel eſt une barre d'acier, arrêtée à une platine de cuivre derrière le dos, & qui tire continuellement la tête pour la ſoulever ; en outre, un fauteuil à quatre piliers avec des vis pour rappeller le baſſin ; des bandes & des attaches de tous les côtés ; équipage enfin qui n'a d'autre aſpect que le travail qui ſert au Maréchal. Un ſujet ſi fortement contenu, & qui ne peut mouvoir qu'à l'aide des roulettes & d'une perſonne qui le pouſſe d'un endroit à un autre, eſt-il bien libre dans les mouvemens du tronc ? J'en laiſſe le jugement au Lecteur.

M. *Le Vacher* finit ſes objections en diſant, *que ces deux machines* (parlant auſſi de celle de M. *Roux*), *quoique très-bien indiquées dans la curation du Rakitis*, *ne peuvent donc pas cependant y être de miſe*, *attendu qu'elles n'ont point aſſez des conditions requiſes pour être préférées ; & en effet*, *on ne voit pas que M.* Roux, *ou tout autre Médecin*, *en ait fait uſage depuis*, *ni conſéquemment qu'elles aient réuſſi quelqu'autrefois.*

Qui ne voit ici que les deux machines ſont miſes de pair, afin de décréditer & détruire plus facilement la bonne opinion qu'on peut avoir des corps dont M. *Roux* a fait l'éloge ? car ce dernier ayant abandonné la ſienne, & M. *Le Vacher* s'étant diſpenſé de la diſcuter, la pluralité devient fort inutile dans le diſcours ; mais ce tour de ſtyle eſt très-propre pour quiconque cherche à conduire ſon Lecteur à ſes fins.

Il n'eſt pas non plus étonnant qu'on n'ait point vu M. *Roux*, ni tout autre Médecin, qui en aient fait uſage ; car il eſt probable qu'on n'a pas cherché à les connoître, vu qu'ils auroient pu en juſtifier les bons effets, & que leur témoignage n'auroit peut-être pas flatté les inquiſiteurs.

Enfin, il eſt viſible, pour peu qu'on y faſſe attention, que toutes les expreſſions dont ſe ſert M. *Le Vacher*, dans ſon traité, décèlent l'envie qu'il a d'être le ſeul Médecin qui ait trouvé la cauſe du Rakitis, & le ſeul qui le guériſſe; mais nous croyons en avoir aſſez dit pour prouver qu'il n'eſt ni l'un ni l'autre.

Je termine cette diſcuſſion par obſerver que cet Auteur n'a point fait aſſez d'attention à l'endroit de la thèſe de M. *Roux*, qui dit, *que l'Artiſte fait toujours le corps élaſtique un peu plus large qu'il ne le feroit ſi la taille du ſujet étoit régulière, & qu'il peut par-là employer des garnitures ou couſſins aux endroits qui ont beſoin d'être repouſſés*. Mais ſi l'Artiſte peut employer des couſſins pour les répulſions, M. *Le Vacher* auroit dû voir qu'il eſt auſſi poſſible d'employer des bandes (comme il m'arrive de faire lorſque le cas l'exige) qui ſe moulent aux contours des parties qui doivent être répouſſées, & cela d'une maniere bien plus ſatisfaiſante que par la machine à quatre piliers; car le corps étant à-peu-près rond dans ſon plan, peut fournir autant de différens points de traction latérale qu'il y a de degrés au cercle; au lieu que la machine qu'il met ſi fort au-deſſus de tout autre n'en a jamais que quatre: elle eſt donc en cela inférieure dans ſes facultés à notre corps élaſtique.

Je ne prétends point ici combattre tous les avantages que M. *Le Vacher* trouve dans les deux machines qui conſtituent ſon moyen de traiter le Rakitis : je veux bien croire, de plus, qu'il peut redreſſer, à quelqu'égard, des épines déviées & autres productions du ravage que cauſe ſouvent cette maladie ſur le genre humain ; mais je n'ai pu paſſer ſous ſilence les endroits de ſon Ouvrage, auxquels j'ai répondu, comme attaquant les principes & le fond du moyen que j'emploie pour la même fin. Il auroit bien pu ſe diſpenſer de nous faire voir que malgré qu'il ait quelques connoiſſances théoriques ſur les loix des méchaniques, que cela ne lui ſuffit pas pour pouvoir juger ſainement d'un moyen dont il ne connoît point toute l'étendue, faute d'expérience & de pratique.

Je n'ai cependant point envie, pour rendre le change à ce Savant, de joindre ici aucune critique à celles qui ont déja été faites par plusieurs de ses Confreres sur l'usage de ses machines; bien au contraire; car je sais trop ce qu'il en coûte à qui consacre ses veilles pour le bien de l'humanité, & le peu de satisfaction qu'on en retire; en conséquence, je ne peux que le louer d'avoir si fort pesé sur une matière aussi ingrate qu'est celle du Rakitis, & de l'avoir traitée si méthodiquement & avec autant d'étendue; sur quoi j'invite tous pères & mères à suivre les excellens avis qu'il donne à l'égard de leur conduite dans l'ordre moral, & des précautions qu'ils doivent prendre envers leurs enfans, afin de prévenir les accidens qui peuvent donner lieu à la naissance de cette maladie.

Quant aux deux machines qui établissent le moyen dont se sert cet Auteur pour redresser des épines déviées, ou tailles en désordre, elles honnoreront toujours son zèle par la place qu'elles peuvent occuper dans l'arcenal de la Chirurgie ; & que d'ailleurs elles ſont de nature à pouvoir être miſes en œuvre par tous Médecins & Chirurgiens, lorſqu'ils trouveront des ſujets qui, ſans répugnance, voudront bien ſe ſoumettre à cette ſorte de traitement ; bien différentes, en cela, de notre Corps élaſtique, dont le bon effet dépend entiérement du talent de l'Artiſte.

Mais, ſi ces deux moyens diffèrent entre eux, l'un par la facilité d'être employé par tout Maître en l'Art, & l'autre d'être reſtreint, juſqu'à préſent, à un ſeul Artiſte, l'on conviendra auſſi qu'ils diffèrent beaucoup dans l'uſage, par l'agréable de l'un, & le déſagréable de l'autre ; car quel inconvénient ne ſe rencontre-t-il pas dans l'emploi de la machine à quatre piliers ? Combien peu de jeunes gens d'un rang diſtingué, qui ſe portent aſſez bien d'ailleurs, voudront de plein gré ſe confiner dans le plus profond d'un appartement, pendant quelques années, ſans autre diſſipation que celle que peuvent leur procurer ceux qui les ſoignent, & envers qui ils ſont toujours diſpoſés à ne point pardonner leur état? N'y eût-il que cette ſeule difficulté, c'en eſt aſſez, ce ſemble, pour faire obſtacle à la validité de ce nouveau moyen.

On nous dira, ſans doute, que tous les cas n'exigent pas le fauteuil à quatre piliers, & que lorſqu'une épine ne fait que commencer à ſe dévier, on ne ſe ſert alors que du corſage avec ſa ſuſpenſion, & qu'en cet état un ſujet peut agir, & même aller par-tout où il veut.

J'avoue que dans ce dernier cas, l'uſage de ce moyen n'eſt point impoſſible; mais qu'il n'eſt pas ſans inconvéniens; car la ſuſpenſion en forme de croiſſant, peut afficher par-tout l'état de la perſonne qui en fait uſage; ce qui ne peut qu'offenſer l'amour-propre & du ſujet & de ſa famille: objet, par conſéquent, qui formera toujours une difficulté rebutante & même inſurmontable à la majeure partie de ceux qui ſeront dans le cas d'y avoir recours.

Il nous eſt inutile de relever les avantages & la ſupériorité d'uſage de notre Corps élaſtique ſur les machines de M. *Le Vacher*. On ſent aſſez quel eſt le prix que donne la commodité à un moyen de guériſon qu'on porte avec ſoi dans les ſpectacles, les aſſemblées, les promenades publiques, ſans que les ſpectateurs puiſſent s'appercevoir que le ſujet qui le porte en ſoit aucunement affecté. C'eſt donc ce Corps élaſtique qu'il falloit trouver pour pouvoir ſatisfaire à la délicateſſe des familles, en guériſſant leurs enfans ; & non les Corps de *Paré* & de *Tiphaine*, qui ſont fort éloignés des mêmes propriétés.

Il faut cependant avouer qu'il me reſte une ſeule difficulté à vaincre (& qui fait ma peine) en faveur de l'humanité ; c'eſt celle de n'avoir point d'occaſion directe de faire ſuccéder ce nouveau moyen de guériſon, qui ſeul pourroit bien faire l'apanage d'un excellent Artiſte. Car je crains fort, que tous les enſeignemens que je donne par écrit ne puiſſent qu'imparfaitement ſuffire à ceux qui voudroient entreprendre ce nouveau genre de travail ; c'eſt ſans doute dans la même vue, que la plupart des perſonnes que j'ai ſoignées, m'ont fait ſouvent le reproche, non mérité, de ne vouloir point faire d'Elève en cette partie, ſi utile en elle-même, & ſi eſſentielle à la ſociété : je dois donc déclarer ici les cauſes qui s'y ſont toujours oppoſées.

J'ai déja dit, à la fin des cures rapportées, qu'il me falloit l'exercice d'un certain nombre d'années pour être aſſuré de l'efficacité du nouveau Corps élaſtique, avant que d'oſer l'annoncer pour un moyen sûr de guériſon. Il falloit encore ſavoir s'il ſe trouveroit aſſez de ſujets qui euſſent beſoin d'un tel ſecours, pour employer tout le tems d'un Artiſte qui ſe livreroit entiérement à ce genre de travail. Or il eſt de fait, qu'aujourd'hui ces deux objets ſont remplis ; car je ſuis certain, qu'un ſeul Artiſte ne pourroit point ſatisfaire à tous les ſujets de la première claſſe qui ſe ſont préſentés dans tous le tems de mes exercices,

& que j'en ai remercié plus que je n'en ai accepté : c'eſt d'après ces obſervations que je me ſuis déterminé à la tentative de faire un Eleve en ce genre.

J'ai donc pris auprès de moi un jeune homme qui m'eſt allié, très-adroit & fort intelligent ; & après lui avoir montré le plan de ſon éducation, il parut y conſentir ; mais au bout d'un certain tems, il trouva que je le ſoumettois à l'étude de trop de choſes, & m'objecta la crainte qu'il avoit de ne pouvoir atteindre à cette nouvelle profeſſion ; de ſorte qu'il abandonna l'entrepriſe.

Quelque tems après, je jettai les yeux ſur un jeune Elève en Chirurgie, & l'un de ceux qui ſe deſtinent pour la Province : je trouvai en lui une grande partie des connoiſſances néceſſaires, avec des diſpoſitions très-propres à pouvoir remplir mon objet. Mais quelle fut ma ſurpriſe, après lui avoir fait ſentir combien ce nouvel Art le rendroit utile aux perſonnes qui forment la première claſſe de la Société, & en conſéquence à lui-même; en outre, qu'il n'auroit point de vuide dans l'emploi de ſon tems, puiſqu'actuellement ce moyen à peine connu du public, m'occupoit entiérement, & qu'ainſi il n'y avoit point à craindre d'incertitude dans cette nouvelle profeſſion; tous ces motifs, le croiroit-on, ne furent point aſſez puiſſans pour le réſoudre à ce nouveau genre d'exercice. Il m'oppoſa là-deſſus de fortes raiſons, en me diſant qu'il regardoit l'établiſſement qu'il devoit prendre dans ſa Province comme certain; & qu'il ne pouvoit ſe dévouer à ce que je requerois de lui, que dans le cas où l'on voudroit lui aſſurer un état, tel que la protection du Gouvernement a fait à l'égard de quelques Arriſtes, dont les talens, quoiqu'eſtimables, lui paroiſſoient d'une moindre utilité que celui de préſerver les perſonnes de la plus haute conſidération, des ravages que le Rakitis peut cauſer à leur dommage; ou qu'autrement, il ne quitteroit point ſon premier plan de profeſſion. A de ſi fortes raiſons, je n'eus d'autres choſes à lui dire, ſinon que depuis quarante-cinq ans que je cultive les Arts, dont près de vingt ont été employés dans la pratique des Corps élaſtiques, qu'une telle idée ne m'avoit jamais affecté; & que l'expérience me répondoit, en quelque ſorte, de pouvoir lui communiquer un nouvel Art; mais qu'il n'étoit point en mon pouvoir de lui aſſurer d'autre état, que celui que je me ſuis formé à force de veilles & de travail : ainſi finirent mes tentatives à vouloir faire un Eleve.

J'ai fait ce récit pour prouver que je n'ai rien négligé dans ce qui peut dépendre de moi, pour perpétuer un Art, dont l'utilité m'a toujours paru de la plus grande importance.

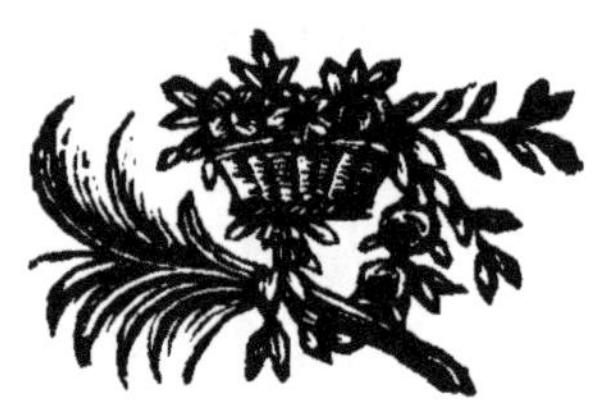

CONDITIONS

A remplir par celui qui veut exercer la Médecine Méchanique.

L'ARTISTE qui voudra exercer la Médecine méchanique, ne doit s'y livrer que par un goût décidé ; car autrement, une grande partie de ses travaux seroient sans succès.

Toute profession demande de la disposition de la part de celui qui s'y livre ; mais il n'y en a pas une qui en exige de plus réelle que celle-ci.

Le goût & la disposition ne suffisent pas : il faut encore que l'un & l'autre se trouvent accompagnés & soutenus par le génie de la profession, avec toutes les connoissances qui y sont nécessaires.

La principale de ces connoissances est l'*Anatomie*, & spécialement la partie appellée *Ostéologie*, puisque c'est dans le genre osseux où réside l'action la plus marquée du Rakitis.

Il ne doit pas négliger la *Myologie*, qui doit aussi faire l'un des principaux sujets de son application ; car toute l'administration des remèdes méchaniques, ne se faisant qu'au dehors, il est très-important à lArtiste de bien connoître la nature & les fonctions des parties *médiates* sur lesquelles il doit opérer.

Il lui sera utile de savoir le dessein, ou tout au moins, de bien connoître les proportions humaines, afin qu'il puisse juger de ce qui peut faire un bel ensemble : car autrement, à quoi viseroit-il lorsqu'il s'agit de rétablir des parties difformes, & qui doivent être remises dans la voie de la belle nature ?

Il est de toute nécessité qu'il soit très-initié dans la *Statique*, & familier avec les principes sur lesquels sont établies les loix méchaniques ; puisque ce sont là les sources où le génie doit puiser les remèdes que les différens cas peuvent requérir.

A toutes ces connoiſſances, l'Artiſte doit y joindre beaucoup de dextérité, & de l'expérience dans les différentes matières qu'il doit employer pour ſon travail, ſoit pour les faire obéir ſelon ſes vœux, ſoit pour la durée des moyens qu'il doit employer.

Toutes les fois qu'un Artiſte, capable de remplir ces conditions, ſera appellé pour faire uſage de ſon miniſtère, il ne doit rien entreprendre qu'au préalable il n'ait été fait un examen du ſujet, en préſence des Maîtres en l'Art, afin de conſtater ſi le Rakitis eſt ſeul, ou compliqué : s'il eſt ſeul, il faut qu'il faſſe arrêter juſqu'à quel point eſt le dérangement contre nature, & qu'il déclare s'il peut en faire la réduction entière, ou s'il ne peut la faire qu'en partie ; &, au cas qu'il y ait complication, il doit prudemment ne rien entreprendre avant que le Médecin ait fait entiérement diſſiper la maladie compliquée. En ſuivant cette maxime, il s'évitera bien des inconvéniens, & ne ſe mettra point en compromis : article ſur lequel il ne peut porter trop d'attention

RESUMÉ.

LA première partie de ce Mémoire nous montre combien eſt grand le rapport qui ſubſiſte entre les végétaux & les animaux ; & que les conſéquences qu'il en réſulte établiſſent des principes certains, ſur leſquels nous devons nous conduire dans le traitement du Rakitis, pour en obtenir la guériſon.

La ſeconde partie eſt employée à la réfutation du ſyſtême fondé ſur la molleſſe des os dans le Rakitis : nombre d'expériences & d'obſervations qui y ſont rapportées réclament contre, & en démontrent le faux. Le ſentiment de *Gliſſon*, ſur les cauſes ſecondes du Rakitis, y eſt énoncé ; mais comme ſa penſée n'eſt point aſſez développée dans ſon Ouvrage, c'eſt ce qui m'a fait entrer dans une longue diſcuſſion ſur cette matière, à l'effet de combattre les ſyſtêmes contraires, & de prouver par nombre d'expériences, que l'opinion de cet Auteur eſt la plus recevable; & qu'il a mieux vu ſur les cauſes ſecondes du Rakitis, que ceux qui en ont traité après lui.

La troiſième partie achève de confirmer le faux du ſyſtême de la molleſſe des os dans le Rakitis : elle contient de plus une explication anatomique de ce qui ſe paſſe dans nos vaiſſeaux à la naiſſance du Rakitis, & comment ſes différens effets peuvent ſe produire, ainſi que la première des cauſes ſecondes qui s'y trouve indiquée.

Dans la quatrième partie, j'y réfute l'opinion de ceux qui prétendent que le Rakitis provient d'un vice originaire de la maladie vénérienne : j'y diſcute ſur l'uſage des corps ordinaires, & fais voir leur inutilité pour détruire les effets du Rakitis. Pluſieurs moyens méchaniques qu'on met ordinairement en uſage, & preſque toujours ſans ſuccès y ſont cités. J'y expoſe un nouveau Corps élaſtique, ou moyen efficace pour empêcher les progrès du Rakitis, & en corriger les premiers effets, avec un détail ſuivi ſur ſes propriétés & ſon uſage ; les principales cures opérées par ce nouveau moyen ; ſa défenſe contre les aſſertions de M. *Le Vacher*; & finalement ſa ſupériorité ſur tous les moyens mis en uſage.

OBSERVATION FINALE.

Nous ne pouvons terminer ce Mémoire ſur le Rakitis ſans revenir ſur les avis que nous avons déja donnés, & qu'on ne peut trop répéter aux pères & mères, ſur le ſoin qu'ils doivent prendre de viſiter ſouvent leurs enfans ; dès lors qu'ils s'appercevront de la moindre déviation de l'épine, ou de quelques défauts apparens dans leur taille, ils ne doivent point balancer pour recourir au remède que nous leur propoſons : car nous les avertiſſons qu'il n'y a point à ſe fier ſur l'eſpoir qu'on adopte trop légérement, en diſant que ces premiers ſymptomes ſe diſſipent par le tems & la force du tempérament. Nous convenons que cela ſe voit quelquefois ; & qu'il peut arriver que la nature ſe ſurmonte dans un premier mouvement dont elle ſe rend maîtreſſe : mais ces cas-là ſont ſi rares, que la longue expérience nous met en état d'aſſurer qu'il n'y en a pas la vingtième partie de ceux qui ſont fortement affectés du Rakitis, qui ait été ainſi ſauvée des difformités plus ou moins grandes cauſées par cette maladie.

D'après cette remarque, nous ne pouvons croire qu'on puiſſe ſe refuſer à notre conſeil ; car quelle pourroit être la raiſon qui feroit aujourd'hui négliger l'uſage du nouveau moyen ? Seroit-ce un préjugé ou mal entendu ſur le nom de corps de fer ? Tout ce qui en a été dit eſt très-ſuffiſant pour détruire une telle idée. Seroit-ce la crainte de la gêne, ou de quelqu'affection de tempérament ? Tout ce que nous avons rapporté dans le récit des cures déja faites prouve le contraire ; car les ſujets qui ne font que commencer d'être affectés, y ſont moins gênés que dans les corps baleinés. De plus, nous pouvons dire avec vérité, que rien ne tend plus à fortifier un jeune ſujet, que l'emploi de notre Corps élaſtique ; & qu'on peut, à juſte titre, le regarder non-ſeulement comme un préſervatif aſſuré contre les effets du Rakitis, mais encore pour tenir lieu des exercices de la *gymnaſie*, ſi fort en uſage chez les Anciens, & ſi deſirés par nombre de Médecins, aux fins de rendre les jeunes gens d'une meilleure complexion, & leur former un tempérament robuſte.

Si l'on ſe rappelle la manière dont furent élevés les Rois Henri IV d'heureuſe mémoire, & Charles XII, Roi de Suède, on trouvera que leurs excellens tempérament n'étoient dûs qu'à la manière ruſte dont ils furent gouvernés dans leur enfance. Ce ſont ces deux exemples qui nous ont raſſurés dans les premières applications du Corps élaſtique; car il y avoit lieu d'appréhender que les ſujets qui devoient être confiés à nos ſoins, n'en puſſent ſoutenir l'uſage par leur grande délicateſſe. Mais l'expérience nous a prouvé que, bien loin d'affoiblir un ſujet, l'emploi de ce nouveau moyen le fortifie en le guériſſant: ſur quoi nous atteſtons les Maîtres en l'Art qui ont ſuivi pluſieurs de nos procédés.

Il n'y a guère plus d'un ſiècle qu'on n'adminiſtroit l'émétique qu'à la dernière extrémité, parce qu'en effet il étoit dangereux : on a trouvé le moyen de le dulcifier, & on en fait uſage aujourd'hui par précaution, ſans plus de façon que le thé léger qu'on prend pour ſe laver.

L'inoculation de la petite vérole, lors de ſon apparition, a révolté toute la Capitale, parce qu'elle ne s'opéroit point ſans danger : aujourd'hui, des Artiſtes s'y ſont rendus ſi célèbres, qu'il n'eſt point d'enfant de bonne mère qui ne doive être inoculé, n'étant plus que l'affaire d'un voyage de campagne & de peu de durée.

L'on s'eſt donc familiariſé dans les choſes qui avoient en elles-mêmes de quoi inſpirer de l'averſion ? Mais, grace aux habiles Artiſtes, elles ont paſſé en uſage, & nous ne doutons point, par l'expérience que nous en avons, qu'il n'en ſoit ainſi des Corps élaſtiques : ce ne ſont plus, comme autrefois, de ces corſelets de fer en taule fort lourds, très-durs, & inflexibles dans toutes leurs parties ; ce ſont des corps d'un fer - blanc d'Angleterre, battu très-mince, & léger, rendus élaſtiques aux endroits néceſſaires, ſuivant le ſens qu'ils le doivent être, munis de certains acceſſoires que les Anciens n'avoient pas, conſtruits ſur des principes très-différens, d'où dérivent leurs propriétés bienfaiſantes & précieuſes à un très-grand nombre de Citoyens.

Il eſt à remarquer que cette diſcuſſion ſur les préjugés ne regarde point les perſonnes qui font actuellement uſage de notre moyen ; car elles ont, ſur cela, reconnu leurs erreurs. Mais nous ne ſommes entrés dans ce détail, qu'en faveur des pères & mères, entre les mains de qui ce Mémoire peut ſe rencontrer. Heureux, dans leurs diſgraces, ceux ou celles qui ſont dans le cas d'avoir beſoin de notre ſecours, s'ils peuvent ſe mettre au-deſſus de toutes les ridicules préventions ! Car c'eſt plus pour eux que pour nous-mêmes que nous avons travaillé à perfectionner un Art, dont l'utilité doit être regardée, de bon droit, comme le vrai rampart du beau ſexe, en le garantiſſant des funeſtes effets d'une maladie ſans borne, puiſqu'elle porte ſon empreinte depuis la houlette juſqu'au ſceptre.

Malgré tout ce que nous venons d'expoſer, nous ne prétendons point aſſujettir les enfans d'une vigoureuſe conſtitution à l'uſage de nos Corps élaſtiques, ils leurs ſont inutiles.

Mais de tels ſujets ſont-ils en grand nombre? Ne ſait-on pas que l'eſpèce humaine a fort dégénéré de ſon ancienne conſtitution, & beaucoup plus dans les perſonnes de la claſſe ſupérieure que dans celles qui forment le commun de la ſociété? Nous n'avons nullement beſoin d'en citer les cauſes, il nous ſuffit de ſavoir que le plus grand nombre eſt affoibli, & par-là plus aſſujetti au Rakitis : raiſon pour laquelle ceux qui ſont en état de ſe procurer les ſecours que nous leur propoſons, devroient diligemment ſe prêter à rendre leur uſage plus commun, ne fuſſe même que pour aſſurer un bon tempérament à leurs enfans, en les garantiſſant des effets du Rakitis; & par ſucceſſion, du Rakitis lui-même.

Peut-être m'accuſera-t-on de trop traiter ma propre cauſe, en conſeillant un uſage ſi étendu des Corps élaſtiques; mais on auroit aſſurément grand tort, car je ne pourrois ſuffire à tous. Ce n'eſt donc que pour le bien & la sûreté des familles que je parle, & non pour mon intérêt perſonnel; car le mobile qui me fait agir en cela, n'eſt autre que le deſir de perpétuer, s'il m'étoit poſſible, un nouvel Art des plus intéreſſans; & de prouver que mon plus grand intérêt eſt celui de l'humanité.

Fin du Mémoire ſur le Rakitis.

OBSERVATIONS critiques par M. ROUX, ſur le Mémoire du Rakitis.

PAGE 6.

« IL y a une eſpèce d'analogie entre les
» végétaux & les animaux, mais on ne peut
» pas dire qu'il y ait entr'eux un rapport
» auſſi grand qu'on le prétend ici. Les végé-
» taux vivent, croiſſent, & ſe produiſent;
» les animaux ont de plus la ſenſibilité &
» le mouvement ».

Réponſe.

A la page 60, je dis que *les végétaux ont une très-grande conformité avec la partie matérielle des animaux, & qu'il y a une analogie fort exacte entre les parties reſpectives de ces deux règnes.* Je ne crois pas qu'on puiſſe en cela nous contredire.

Je trouve que la critique reſtreint un peu trop les végétaux; car la plante ſenſitive prouve que ce règne n'eſt pas entiérement dépourvu de ſenſibilité.

Obſervation, page 10.

« Ce principe peut être conteſté. Les » boſſes des arbres reſſemblent plus aux » loupes des animaux, qu'à la difformité » qui réſulte du dérangement de la char- » pente oſſeuſe dans les animaux, qu'on » appelle giboſité.

» Ce dérangement dans les animaux ne » vient-il que d'une mauvaiſe diſtribution » des ſucs nourriciers? cela peut être; mais » d'où vient cette mauvaiſe diſtribution? » D'ailleurs ſi les ſucs ſont bien conditionnés, » pourquoi produiſent-ils une foule d'acci- » dens qui accompagnent cette maladie » dans les vrais Rakitiques ».

Réponſe.

L'inſpection d'un jardin nous fournit dans les pommiers, poiriers, pruniers, ceriſiers,

& autres, des vraies gibosités de toutes espèces. Le bois de charme que nous brûlons tous les jours, lorsqu'il est en petits rondins, nous offre des bras, des jambes, des côtes courbées contre nature, & même des épines déviées. Il y a, en outre, des loupes bien caractérisées, des éréspèles & autres maladies qu'on trouve communément dans les bois taillis & grandes forêts : cet article est donc incontestable comme je l'ai dit.

Il est encore certain que le dérangement de la charpente osseuse dans les animaux, n'a pour principe qu'une mauvaise distribution des sucs nourriciers : c'est ce qui est prouvé dans la troisième partie du Mémoire, page 65 & suivantes.

Je n'ai point dit que les sucs nourriciers fussent bien conditionnés dans la naissance du Rakitis ; on peut s'en convaincre dans le Mémoire même.

Comme dans ma démonstration je n'ai point fait une mention particulière de ceux qu'on dit être les vrais Rakitiques, c'est-à-dire au-dessous de cinq à six ans, je dois répondre à la queſtion des accidens qui accompagnent ceux de cette claſſe.

A la page 38, je dis que c'eſt un fait conſtant que preſque tous les Rakitiques ne naiſſent point Rakitiques ; ils viennent au monde auſſi bien conſtitués que ceux qui n'en ont jamais été affectés. C'eſt ordinairement vers l'âge d'un an ou dix-huit mois que les premiers ſymptômes de cette maladie commencent à ſe manifeſter, & continuent de s'accroître juſqu'à quatre ou cinq ans.

Il faut remarquer qu'entre ces deux termes ſont compris les tems les plus critiques, & ceux des accidens les plus funeſtes que cette maladie puiſſe produire.

Il s'agit donc d'expliquer comment ces accidens peuvent arriver. Je dis, que quoiqu'il paroiſſe que les enfans Rakitiques, & ceux qui ſont en charte ſoient affectés des mêmes cauſes de maladie, il faut cependant diſtinguer leur état ſéparément l'un de l'autre.

Les enfans peuvent ſimplement devenir Rakitiques ; ils peuvent auſſi ſimplement devenir en charte.

Tel j'ai démontré qu'un adulte devient rakitique; tel il arrive aux enfans du plus bas âge: ils ſont même plus ſuſceptibles de le devenir, parce que les organes chez eux, ſont moins en état de faire face, par leur foibleſſe, aux alimens qui leur ſont d'uſage; ce qui les rend, ſans contredit, plus ſujets aux indigeſtions.

J'ai fait voir qu'une indigeſtion de certain caractère fait naître le fondement du Rakitis, page 74; ce qui n'eſt que l'affaire d'un jour dans les enfans de bas âge, & de deux tout-au-plus, dans les adultes. Si l'enfant reprend auſſi-tôt l'état antérieur à ſon indiſpoſition, & qu'il continue ainſi ſans autre maladie, alors le Rakitis aura ſa courſe ſimplement, & produira ſes effets, ſuivant que le caractère de l'indigeſtion productrice aura été plus ou moins grave, & que le degré de la dépravation de la lymphe & du chyle ſe ſera trouvé dans ce moment plus ou moins conſidérable: voilà pour le Rakitis ſimple dont les enfans réchappent, en reſtant tortus ou boſſus, & ſe portant aſſez bien d'ailleurs.

Si

Si quelque tems après l'effet de cette première indigeſtion productrice, on vient à changer la nourriture de l'enfant, & qu'elle ne ſe trouve point aſſortie aux facultés de ſon eſtomac, alors ce ſera des mauvaiſes digeſtions qui ſe ſuccéderont les unes aux autres ſans relâche, & qui produiront, par la ſuite, une lymphe & un chyle ſi dépravés, qu'inſenſiblement les viſcères tomberont dans l'état rapporté par MM. *Petit* & *Duvernay*.

L'on voit que ce ſurcroit ſucceſſif de mauvaiſes digeſtions ne produit plus le Rakitis ſimple ; mais il conſtitue la charte. Cette compilation alors forme un état de maladie capable de produire tous les effets caractériſés, tels qu'ils ont été remarqués par les grands Maîtres.

Je ne donne ici que l'idée du principe ; les raiſons acceſſoires étant perceptibles aux Maîtres de l'Art, & d'ailleurs d'une trop grande étendue pour être ici rapportées.

Obſervation, page 11.

« C'eſt une queſtion de ſavoir ſi les ſujets » de cette ſeconde claſſe ſont véritablement » Rakitiques : lorſqu'ils le ſont, ils éprou- » vent des accidens très-graves, auxquels ils » ſuccombent ſouvent ».

Réponſe.

Je n'ai point prétendu donner la définition du Rakitis, ni diſtinguer ſi ſes différens états formoient différentes maladies ; j'ai ſuivi en cela l'opinion commune, regardant ſimplement que tout ce qui tend à la courbure des os contre nature, ainſi qu'à la déviation de l'épine, pouvoit être mis dans la claſſe du Rakitis. Mais ſans y penſer, la queſtion ſe trouve réſolue dans la réponſe antérieure, où l'on voit que le Rakitis nait chez les enfans du plus bas âge de la même manière, & par les mêmes voies que chez les adultes; & auſſi comment la dépravation entière des ſucs nourriciers peut arriver dans un ſujet, & produire la charte telle qu'il a été dit.

Obſervation, page 31.

« Les muſcles ſont composés de fibres qui » reçoivent leur mouvement des nerfs : les » nerfs ne meuvent point; mais la fibre » muſculaire raccourcit dans ſa contraction, » & rapproche les deux extrémités. Il ne » faut point confondre les nerfs & les ten- » dons; ce ſont deux parties très-différentes : » les nerfs ne ſont point partie du muſcle; » les tendons ſont les extrémités de ſes » fibres : les nerfs ne ſont point élaſtiques; » mais les tendons le ſont exceſſivement ».

Réponſe.

Je ſais que les muſcles ſont composés de fibres, & que les tendons ne ſont poin partie des nerfs; que les nerfs ſont des cordons qui, ſortant du deſſous de la tête, &

d'entre les parties de l'épine, vont se répandre dans tous les différens endroits du corps. Il ne faut, pour s'en convaincre, qu'une figure de Neurologie; mais l'erreur, s'il y en a, n'est que dans l'énoncé qui n'a point été assez détaillé ou la pensée mal entendue : je m'explique.

Dans cet endroit, j'ai en vue de démontrer que les muscles desséchés, & toutes les parties qui les avoisinent, comme veines, artères, nerfs, &c. ne peuvent, dans cet état, produire tous les effets qu'on prétend, sans causer des douleurs très-sensibles; c'est cependant ce qui n'arrive pas, d'où je conclus que la contraction est libre chez les Rakitiques, & qu'elle ne peut opérer la courbure des os contre nature.

Les nerfs, dans leurs courses, avoisinent les grands os, & les rasent de très-près dans plusieurs endroits. Ceux du dehors n'ont point de gaines, & sont adhérans aux muscles qui les portent : souvent leurs extrémités s'approchent de très-près des tendons, & les parties médiates & musculaires sont fort courtes. Cela posé, si les parties nerveuses se raccourcissoient pendant que les os s'allongeroient, se pourroit-il faire que le sujet n'en ressentît point des douleurs insupportables, malgré la grande élasticité des tendons? Cela seroit impossible.

Observation, page 38.

« Si le mot *mollesse* déplaît, on peut » substituer celui de *flexibilité*, qui exprime » le degré nécessaire pour l'effet qu'on sup- » pose: & cette flexibilité existe; car il est » d'observation que les os des enfans sont » moins exposés à se fracturer, que ceux » des adultes & des vieillards ».

Réponse.

La flexibilité n'exprime pas mieux le degré nécessaire, que celui de mollesse; car un corps qui fléchit est un corps qui se rend par quelque force qui le contraint, & qui le fait rester dans l'état où l'a mis cette force:

ce qui devient ſynonyme avec l'effet de la molleſſe.

Je ſais que les os des enfans ſont moins expoſés à la fracture, que ceux des adultes & des vieillards ; mais on n'en doit point tirer une fauſſe conſéquence. Cette propriété ne leur vient point de la molleſſe, ni de la flexibilité ; elle n'eſt due qu'aux différens degrés d'élaſticité qui règnent entre les uns & les autres.

Obſervation, page 50.

» Ils ne ſont caſſans que dans le dernier » période de la maladie, où ils ſouffrent une » eſpèce de vermoulure ; dans le reſte du » tems, ils ſont ſeulement plus mols ou » plus flexibles ».

Réponſe.

La molleſſe & la flexibilité, dans le cas dont il s'agit, jettera toujours ſes Partiſans dans l'erreur : car les os ne ſont dits ici plus mols ou plus flexibles, qu'en vue de leur faire produire des effets dont ils ſont incapables, en pervertiſſant leur propriété élaſtique, & en ne faiſant point aſſez d'attention à leurs différens états de concrétion. Il y a deux extrémités où les os ſont les plus caſſans ; l'un eſt celui où l'eſpèce de vermoulure commence à les ſaiſir, & l'autre dans l'état de plus grande vieilleſſe. Hors de ces deux états, ils ſont plus ou moins concrets, & plus ou moins élaſtiques.

Il n'y a que dans le cas du Rakitis compliqué de la charte, où ils peuvent devenir flexibles avant que d'entrer dans leur dernier degré de dépravation ; mais, dans le cas de Rakitis ſimple, je nie la prétendue flexibilité des os, & la regarde comme abſolument impoſſible.

Obſervation, pages 55-56.

« Ces expériences momentanées ne prou-
» vent rien contre une cauſe conſtante qui
« agit toujours ſans la moindre interruption ».

Réponse.

Il eſt ici queſtion d'une expérience faite ſur un enfant, tout des plus contrefaits par les jambes, & qui a été ſurchargé de quinze à ſeize livres, & qu'un exercice de demi-quart d'heure n'a pu changer, ni la forme des jambes, ni la hauteur du ſujet.

De dire que ces expériences ne prouvent rien, autant vaudroit-il nier le fait. Comment concevra-t-on qu'une cauſe conſtante qui eſt ici celle des muſcles deſſéchés en contraction, puiſſe faire ployer des os, comme le fémeur, le tibia, & le péronné, pendant que le poids du corps, & celui de la ſurcharge n'ont rien produit?

Quand même on ſuppoſeroit ces muſcles agiſſans continuellement ſur ces mêmes os, c'eſt-à-dire, pendant l'inaction, comme dans le tems de la contraction, pourroit-on s'en promettre quelqu'effet ſenſible, produit par de ſi petites forces, ſur des parties auſſi fermes à leur égard, & auſſi inflexibles?

Quelles douleurs alors ne reſſentiroit pas un ſujet, ſi les muſcles étoient ſoumis à un tiraillement auſſi violent? J'avoue que plus j'y penſe, moins je conçois comment les Partiſans de ce ſyſtême ont pu ſi fort ſe méprendre.

D'ailleurs je trouve très-juſte la déclaration d'une cauſe conſtante qui agit toujours ſans la moindre interruption, rien n'eſt plus vrai : mais dans un ſens bien oppoſé à celui qu'on lui donne ici. Car elle a pour principe ſon accroiſſement commun & journalier avec toutes les autres parties ; ce qui fait voir que l'opinion conteſtée, trouve ſa preuve dans la critique même.

Obſervation, page 72.

« Toute la théorie qu'on vient d'expoſer » eſt fondée ſur une ſuppoſition abſolument » gratuite, comme le vin, l'huile, & que » ces parties ſe meuvent ſelon leur peſanteur » ſpécifiques. 1°. Le ſang, quoique com- » poſé, doit cependant être conſidéré comme

» un fluide homogène : en ce ſens, chaque » goutte a la même compoſition ; & tandis » qu'il circule dans ſes vaiſſeaux, on n'y ob- » ſerve point de partie différente. 2°. Quand » même le ſang ne ſeroit qu'un fluide formé » de parties hétérogènes confondues en- » ſemble, la force de piſton, qui le pouſſe » dans les différens vaiſſeaux, ne permet- » troit pas à ces parties de nature différente, » de ſe diſtribuer dans l'ordre de leur pe- » ſanteur ſpécifique. A quoi a été ajouté la comparaiſon d'un mélange métallique, pour nous repréſenter l'homogénéité du ſang.

Réponſe.

Je crois que l'obſervation me taxe trop facilement de ſuppoſition gratuite. Ma comparaiſon de vin & d'huile avec les parties du ſang, eſt peut-être un peu trop forte en rigueur. Mais le mélange fait d'or, d'argent, & de cuivre, mis en grenailles, comparé avec les parties du ſang, pour prouver ſon homogénéité, fait-il un objet de comparaiſon plus juſte ? Je ne le crois pas.

Tout objet de comparaiſon en rigueur ne peut jamais avoir une parfaite reſſemblance, lorſqu'il n'eſt pas de la même nature que celui à qui il eſt comparé. Le vin & l'huile n'ont été employés, que pour démontrer que les parties du ſang n'étant pas bien mélangées dans leur première courſe, peuvent affecter certaines parties, & non d'autres. Or il eſt certain que le mélange de la lymphe & du chyle n'eſt point fait de prime-abord ; ce fait eſt reconnu de pluſieurs Anatomiſtes. En voilà aſſez pour que mon principe puiſſe conſerver toute ſa force.

Un mélange d'or, d'argent, & de cuivre en grenaille, ſe peut dire homogène quant à l'uniformité de la matière. Toutes les parties de ce mélange ont une baſe commune qui les rapproche fortement les unes des autres, outre que les différentes ſubſtances qui compoſent chaque partie ſont toutes du genre métallique ; ce qui rend les parties de ce compoſé ſi bien liées, qu'on ne peut les ſéparer que par artifice. On ne voit point de différence entre les parties compoſantes, ſoit dans leur fluidité, ſoit dans leur coagulation : de là ce composé ne peut être comparé aux parties qui constituent le sang, ni par sa nature, ni par son homogénéité.

La définition du sang, comme un fluide » homogène, dont chaque goutte a la même » composition, & que tandis qu'il circule » dans ses vaisseaux, on n'y remarque point » de parties différentes, me paroît susceptible » d'être contestée ».

1°. L'union des parties composantes ne paroît point aussi forte qu'on le suppose ici ; car si le sang étoit tel, on ne pourroit voir ses globules dans sa circulation, lorsqu'on l'observe au microscope.

Le mouvement de ses globules ne s'apperçoit que parce qu'elles nagent dans un fluide qui n'est assurément pas de leur même substance, ou de la même homogénéité : car si le sang avoit l'homogénéité du vin, ou seulement d'une liqueur composée & bien filtrée, alors il ne seroit plus possible d'appercevoir l'effet de sa circulation. 2°. Si les parties constitutives du sang étoient intimement liées, & aussi confondues les unes dans les autres que le sont celles du vin, ou de quelque liqueur composée, comment les sécrétions pourroient-elles se faire avec tant de facilité ? Comment la lymphe nourricière pourroit-elle s'en détacher si librement pour se porter à sa destinée ? Enfin toutes les différentes sécrétions pourroient-elles s'opérer simplement par des filtres ? toutes ces sortes d'opérations deviendroient très-difficultueuses en nature, pour ne pas dire impossibles.

Il est donc visible que ni le mélange des métaux, ni les parties du vin, ne peuvent recevoir une juste comparaison avec celles du sang, parce que leur union est plus intime, & fort différente de celles du sang, dont les parties constitutives sont dans un degré d'adhésion beaucoup moindre & bien plus foible.

Quoique l'union d'un mélange de vin & d'huile bien battus soit moindre à son tour que celle des parties du sang, sa propriété est encore ce qui me paroît le plus analogue à certains effets qui se passent dans le sang.

On peut dire, pour conclure, que les parties du sang se pénètrent plus que celles d'un mélange fait de vin & d'huile bien battus ; mais beaucoup moins que celles d'un mélange métallique, ainſi que des autres liqueurs dont il eſt parlé.

A l'égard de la peſanteur ſpécifique des parties du ſang, & de ce qui eſt dit du mouvement de piſton qui ne permettroit pas aux parties dont il eſt compoſé de ſe ranger dans l'ordre de leur peſanteur ſpécifique, en ſuppoſant même ſes parties hétérogènes, je dis que cette objection ſuppoſe dans le mouvement du ſang une violence ou rapidité qu'il n'a certainement pas dans un ſujet bien portant. Ce mouvement eſt doux, & il le doit être pour la facilité des ſécrétions.

D'ailleurs, les ſoupapes ont une telle liberté, que leur réſiſtance ne peut apporter aucun trouble dans l'ordre des parties du ſang : ce qui peut permettre aux plus graves, ſur-tout dans les gros vaiſſeaux, de ſe placer ſelon leur peſanteur ſpécifique.

Enfin, quand même certaines parties ne ſe placeroient point ſuivant leur peſanteur ſpécifique, il eſt toujours conſtant que le mélange des ſubſtances qui compoſent le ſang n'étant point à ſon degré propre, il en doit résulter le même effet que si cette pesanteur agissoit sensiblement; car le mélange ne se faisant pas promptement, prouve qu'il y a cause d'opposition; & cette cause peut varier suivant certaines situations du sujet, & nombre de circonstances, tel qu'il est dit au Mémoire, pages 78-79.

Observation, page 84.

Voici ce que dit le Mémoire : Du principe de vie & de l'esprit nerveux dérive une vertu expansive que nous connoissons sous le nom d'esprit végétatif, qu'on peut appeller le second agent de la nature, lequel s'évanouit, lorsqu'il est à son dernier période. On oppose à cet endroit, *que tout ceci n'est que supposition gratuite.*

Réponse.

La nature nous représente un très-grand Livre, rempli d'une multitude d'images qui nous offrent des objets à l'infini. Ce Livre est ouvert à tous les hommes, & y lit qui peut. Toute personne ayant un point de vue particulier, rien n'eſt plus naturel que chacun ſe ſerve du ſien.

Cela poſé, je vois que le principe de vie eſt inconteſtable ; l'eſprit nerveux ne l'eſt pas moins : la vertu expanſive qui eſt inſéparable de la végétation, ne peut être révoquée en doute. Quelle eſt donc cette ſuppoſition gratuite ? Eſt-ce d'avoir appellé cette vertu expanſive, ſecond agent de la nature ? Cette manière d'enviſager ſes effets n'eſt peut-être pas ordinaire, je l'avoue ; mais ce qu'il en réſulte n'en eſt pas moins certain.

Nous connoiſſons le courant d'un fluíde magnétique, & perſonne n'en doute : mais ſans les effets ſenſibles qu'il produit ſur les matières qui lui ſont propres, nous n'en aurions pas la moindre idée. Nous ſommes donc obligés de juger de la cauſe par ſon effet. En conſidérant ainſi les choſes, on trouvera que dans ce Mémoire tout les effets qui y ſont cités, répondent à la théorie, & la théorie répond aux effets : c'eſt ce que j'ai fait enſorte de prouver.

Fin des Obſervations critiques.

APPROBATION.

J'ai lu, par ordre de Monſeigneur le Garde des Sceaux, un Manuſcrit intitulé : *Mémoire ſur le Rakitis*, ou *Maladie de la Colonne vertebrale*, par M. Magny : Je n'y ai rien trouvé qui puiſſe en empêcher l'impreſſion. A Paris, le 17 Octobre 1777. *Signé*, Missa.

PRIVILÉGE GÉNÉRAL.

Louis, par la grace de Dieu, Roi de France et de Navarre : A nos amés & féaux Conſeillers, les Gens tenans nos Cours de Parlement, Maîtres des Requêtes ordinaires de notre Hôtel, Grand Conſeil, Prévôt de Paris, Baillifs, Sénéchaux, leurs Lieutenans Civils, & autres nos Juſticiers qu'il appartiendra : Salut. Notre Amé le Sieur Magny Nous a fait expoſer qu'il déſireroit faire imprimer & donner au Public un Ouvrage de ſa Compoſition, intitulé : *Mémoire ſur le Rakitis*, ou *Maladie de la Colonne vertebrale*, s'il Nous plaiſoit lui accorder nos Lettres de Privilége à ce néceſſaires. A ces Causes, voulant favorablement traiter l'Expoſant, nous lui avons permis & permettons de faire imprimer ledit Ouvrage autant de fois que bon lui ſemblera, & de le vendre, faire vendre par-tout notre Royaume. Voulons qu'il jouiſſe de l'effet du préſent Privilége, pour lui & ſes hoirs à perpétuité, pourvu qu'il ne le rétrocede à perſonne ; & ſi cependant il jugeoit à propos d'en faire une cenſion, l'Acte qui la contiendra ſera enregiſtré en la Chambre Syndicale de Paris, à peine de nullité, tant du Privilége que de la ceſſion ; & alors par le fait ſeul de la ceſſion enrégiſtrée, la durée du préſent Privilége ſera réduite à celle de la vie de l'Expoſant, ou à celle de dix années à compter de ce jour, ſi l'Expoſant décede avant l'expiration deſdites dix années. Le tout conformément aux Articles IV & V de l'Arrêt du Conſeil du 30 Août 1777, portant Réglement ſur la durée des Priviléges en Librairie. Faisons défenſes à tous Imprimeurs, Libraires & autres perſonnes de quelque qualité & condition qu'elles ſoient, d'en introduire d'impreſſion étrangere dans aucun lieu de notre obéiſſance ; comme auſſi d'imprimer ou faire imprimer, vendre, faire vendre, débiter ni contrefaire leſdits Ouvrages ſous quelque prétexte que ce puiſſe être, ſans la permiſſion expreſſe & par écrit dudit Expoſant, ou de celui qui le repréſentera, à peine de ſaiſie & de confiſcation des exemplaires contrefaits, de ſix mille livres d'amende, qui ne pourra être modérée, pour la premiere fois, de pareille amende & de déchéance d'état en cas de récidive, & de tous dépens, dommages & intérêts, conformément à l'Arrêt du Conſeil du 30 Août 1777, concernant les contrefaçons. A la charge que ces Préſentes ſeront enregiſtrées tout au long ſur le Regiſtre de la Communauté des Imprimeurs & Libraires de Paris, dans trois mois de la date d'icelles ; que l'impreſſion dudit Ouvrage ſera faite dans notre Royaume, en beau papier & beau caracteres conformément aux Réglemens de la Librairie, à peine de déchéance du présent Privilége : qu'avant de l'exposer en vente, le manuscrit qui aura servi de copie à l'impression dudit Ouvrage sera remis dans le même état où l'Approbation y aura été donnée, ès-mains de notre très-cher & féal Chevalier, Garde des Sceaux de France, le Sieur HUE DE MIROMENIL, qu'il en sera ensuite remis deux exemplaires dans notre Bibliotheque publique, un dans celle de notre Château du Louvre, un dans celle de notre très-cher & féal Chancelier de France, le sieur de MAUPEOU, & un dans celle du sieur HUE DE MIROMENIL. Le tout à peine de nullité des Présentes : du contenu desquelles vous mandons & enjoignons de faire jouir ledit Exposant & ses hoirs pleinement & paisiblement, sans souffrir qu'il leur soit fait aucun trouble ou empêchement. VOULONS que la copie des Présentes, qui sera imprimée tout au long au commencement ou à la fin dudit ouvrage, soit tenue pour duement signifiée, & qu'aux copies collationées par l'un de nos amés & féaux Conseillers Secrétaires, foi soit ajoutée comme à l'original. COMMANDONS au premier notre Huissier ou Sergent sur ce requis, de faire pour l'exécution d'icelles, tous Actes requis & nécessaires, sans demander autre permission, & nonobstant clameur de Haro, Charte Normande, & Lettres à ce contraires. Car tel est notre plaisir. Donné à Paris, le premier jour de Décembre l'an de grace mil sept cent soixante-dix-neuf, & de notre Regne le sixieme.

PAR LE ROI EN SON CONSEIL:

Signé, LE BEGUE.

Registré sur le Registre XXI de la Chambre Royale & Syndicale des Libraires & Imprimeurs de Paris, N.° 19000, fol. 226 conformément aux dispositions énoncées dans le présent Privilége & à la charge de remettre à ladite Chambre les huit exemplaires prescrits par l'article CVIII du Réglement de 1723. Ce 7 Décembre 1779.

De l'Imprimerie de VALADE. 1780.

www.ingramcontent.com/pod-product-compliance
Ingram Content Group UK Ltd.
Pitfield, Milton Keynes, MK11 3LW, UK
UKHW021132260726
13994UKWH00001B/104

9 782329 389400